Repare su Tiroides

CÓMO REDUCIR LA FATIGA, PERDER PESO Y RECUPERAR SU VIDA

Dr. Shawn Soszka

Evergreen Integrative Medicine, LLC

Portland, Oregón

Shawn Soszka/NW Functional Thyroid Clinic
4926 SE Woodstock Blvd.
Portland, Oregon 97206
www.TheThyroidFixBook.com

Editor: Ryan Carrasco
Diseño de la portada: Andrej Semnic alias "Semnitz"
Diseño del libro: ©2017 BookDesignTemplates.com
Fotografía: Kristal Passy Photography

Información de pedidos:
Venta de cantidades. Se ofrecen descuentos especiales en las compras de cantidades por parte de corporaciones, asociaciones y otros. Para obtener más detalles, póngase en contacto con el "Departamento de Ventas Especiales" en la dirección arriba indicada.
Repara tu tiroides/ Shawn Soszka. —1era ed.

ISBN 978-1-7321601-3-2

Contenido

Este libro está dedicado a mi esposa, Judith por su apoyo incondicional, y a mi hija, Esperanza que hizo lo mejor que pudo como niña de 5 años para dejar que papá escribiera. Sí, ahora podemos jugar a los Legos. Ambas han sido increíblemente pacientes durante todo este proceso de escritura.

También quiero dedicar esto a todos los pacientes de tiroides que buscan mejores opciones de atención médica y espero que encuentren las respuestas a todas sus preguntas en este libro.

Descargo de Responsabilidad

Guías de Bonificación

Este libro incluye **hojas de trucos** y **guías** que le ayudarán en su búsqueda de una mejor salud de la tiroides.

Para reclamar sus regalos y aprender más sobre cómo mejorar la función de la tiroides, vaya al sitio web del libro:

www.BonificaciondeTiroides.com

Introducción

Por Qué Escribí Este Libro

EN MIS CASI 20 AÑOS DE PRÁCTICA CLÍNICA, he ayudado a miles de pacientes a revertir sus síntomas de hipotiroidismo y a reequilibrar su salud. Gran parte de esto ha sido a través de la educación de mis pacientes sobre los cambios de estilo de vida y convencerlos de que piensen en su condición tiroidea de manera holística, lo cual es esencial para identificar y tratar la causa de fondo.

Mientras escribo esto, la sabiduría médica convencional de probar la tiroides con TSH solamente y prescribir la medicación de la tiroides - típicamente una medicación de reemplazo de T4 - es tan común como equivocada. Este enfoque mecanicista ha sido superado hace mucho tiempo. Desafortunadamente, los avances en la medicina moderna son desiguales. Algunas áreas son notablemente vanguardistas, mientras que otras no han cambiado en treinta años o más. Esto es especialmente cierto en lo que respecta al tratamiento de las enfermedades de la tiroides.

Como resultado, muchas personas con problemas de hipotiroidismo son abandonadas a su suerte. A la mayoría se les da levotiroxina (medicamento de reemplazo de T4) y se les dice que cualquier síntoma de hipotiroidismo que estén experimentando está relacionado con algo totalmente distinto. Durante demasiado tiempo, las afecciones de hipotiroidismo se han dejado sin tratar o se han diagnosticado incorrectamente.

Es importante darse cuenta de que se puede hacer mucho para mejorar no sólo los síntomas de hipotiroidismo, sino también la salud en general. Es igualmente imperativo entender que muchos de estos cambios positivos pueden ser hechos por usted, el lector, en su casa. De esto se trata este libro. La autodefensa es el principio rector de cada capítulo. Creo que es esencial que te hagas cargo de tu salud.

¿Este Libro Es Adecuado Para Ti?

Este libro está escrito para personas a las que se les ha diagnosticado hipotiroidismo y que experimentan síntomas asociados con una baja función tiroidea, como fatiga, niebla cerebral, mala memoria, pérdida de cabello, desequilibrios hormonales y dificultad para perder peso. ¡Si usted puede relacionarse, entonces este libro es para usted!

De la misma manera, si usted ha estado experimentando fatiga inexplicable, aumento de peso y problemas con sus hormonas y le han dicho que sus pruebas de tiroides son normales y que no tiene una condición de la tiroides, ¡entonces este libro es para usted también! Debido a que la mayoría de los profesionales de la salud ordenan sólo una prueba, pasan por alto muchas condiciones de bajo funcionamiento de la tiroides que podrían abordarse utilizando el enfoque descrito en este libro.

Para corregir las condiciones de la tiroides utilizo un enfoque holístico y multisistémico porque la tiroides de bajo funcionamiento es un problema cuya complejidad se extiende más allá de la glándula endocrina en el cuello. Es esencial mirar todo el cuerpo y a veces incluso fuera del cuerpo para descubrir y tratar la causa de las condiciones de la tiroides.

La mayoría de las personas que experimentan una baja función tiroidea son mujeres, y como tal, este libro está escrito principalmente pensando en las mujeres. Sin embargo, los hombres con hipotiroidismo también se beneficiarán de este libro. Las pautas que se encuentran en los capítulos se aplican por igual a todos los géneros.

Si usted está experimentando hipertiroidismo (enfermedad de Grave), hay secciones del libro que también pueden ofrecer beneficios. Dicho esto, este libro aborda principalmente las condiciones de bajo funcionamiento de la tiroides como el hipotiroidismo, la tiroiditis de Hashimoto, los trastornos de conversión de la hormona tiroidea y la insensibilidad de los receptores de la hormona tiroidea.

El Enfoque Holístico de Los Problemas de Tiroides

El método holístico o funcional adopta un enfoque más lógico y sistemático para la tiroides de bajo funcionamiento. Hay muchos aspectos de los trastornos de la tiroides que se refieren a procesos, condiciones y factores externos a la tiroides. Si usted se enfoca sólo en la tiroides - o como muchos médicos convencionales, sólo en la hormona estimulante de la tiroides (TSH) - entonces usted se pierde muchos de los problemas que causan los síntomas de la tiroides baja. Muchos profesionales simplemente descartan estos síntomas como relacionados con otra condición porque los síntomas están fuera de su alcance limitado.

Muchos pacientes que son tratados únicamente con la hormona de reemplazo de la tiroides T4, a menudo se quedan con síntomas de tiroides bajos. Muchos de los pacientes que vienen a mi clínica han sido tratados con levotiroxina (T4) pero no han experimentado el alivio de los síntomas que esperaban. Una vez más, esto se debe a que su antiguo médico no había considerado la tiroides como un sistema completo.

Las Crecientes Tasas de Tiroiditis de Hashimoto

La Tiroiditis De Hashimoto, Una Enfermedad Autoinmune En La Que Los Glóbulos Blancos, Llamados Linfocitos, Atacan La Tiroides, ha aumentado significativamente en las últimas décadas. La medicina convencional ha maltratado enormemente esta condición simplemente proporcionando un reemplazo de la hormona tiroidea que se incrementa con el tiempo a medida que el sistema inmunológico hiperactivo eventualmente destruye la glándula tiroidea. El enfoque holístico para abordar la causa de la enfermedad de Hashimoto se describe en este libro también.

Por último, y lo más importante, las afecciones de la tiroides que se abordan incorrectamente pueden tener consecuencias a largo plazo. De hecho, la reducción de la calidad de vida es bastante alarmante, pero el riesgo cardiovascular asociado al aumento de peso que se observa comúnmente con el hipotiroidismo es especialmente preocupante. Además, la tiroiditis de Hashimoto se asocia con un mayor riesgo de otras afecciones autoinmunes, como el lupus y la artritis reumatoide.

En última instancia, el uso de este enfoque holístico no sólo ayuda a reducir los síntomas y a sentirse mejor, sino que también ayuda a corregir el curso de los trastornos de la tiroides y lo acerca a una salud óptima. En algunos casos, puede que no haya una "cura" para un trastorno de la tiroides, pero con el compromiso y la dedicación a su salud, usted puede sentirse mucho mejor que nunca se permitirá volver a la forma en que se sentía antes.

¿Quién es el Dr. Soszka?

Antes de profundizar en el mundo de la salud de la tiroides, me gustaría presentarme. Mi nombre es Dr. Shawn Soszka. Soy un médico naturista y practicante de medicina funcional con casi 20 años de experiencia clínica trabajando con pacientes de tiroides. Tengo un consultorio de medicina funcional en Portland, Oregon, con especial atención a los trastornos digestivos y de la tiroides. Además de un doctorado en medicina naturista, también tengo una maestría en medicina oriental y uso frecuentemente la acupuntura y la medicina herbal china para tratar las condiciones de la tiroides.

Mis Antecedentes

Aunque no tengo una enfermedad de la tiroides, sufrí innecesariamente de niño de constantes alergias e infecciones de oído. Estaba tan enfermo tan frecuentemente y tan a menudo en la oficina del pediatra que el mundo médico se convirtió casi en una segunda naturaleza para mí. Era tan habitual en la clínica que recibí un libro de anatomía para colorear del personal de la clínica, ¡y eso fue a los 3 años! Como un niño de los 70, probablemente pasé más tiempo con antibióticos que sin ellos. Con el tiempo, desarrollé alergias a los antibióticos, con una reacción anafiláctica casi fatal a la penicilina a los cinco años. ¡La causa de mis constantes infecciones de oído resultó ser una alergia a la leche no diagnosticada! Mi madre tenía sus sospechas sobre la leche, pero le dijeron repetidamente que no podía ser la causa.

Sin duda, influenciado por mis problemas de salud, me incliné hacia la atención médica. Sin embargo, debido a los limitados beneficios que experimenté con la medicina convencional cuando era niño, desarrollé un gran deseo de encontrar la raíz de una condición de salud y no sólo tomar los síntomas al pie de la letra. Fue esta mentalidad investigativa la que me llevó al enfoque integral de la medicina naturista y funcional.

El Paciente Que Cambió El Curso De Mi Carrera

Al principio de mi carrera, no tenía un enfoque específico de la salud hasta que conocí a un paciente que experimentaba una forma severa de tiroiditis de Hashimoto. En ese momento, estaba trabajando en una de las únicas clínicas de salud pública integral en el área. Una de las médicas con las que trabajé se acercó a mí con el caso de una paciente y me preguntó si quería verla.

La doctora expresó su frustración por no poder ayudar a esta paciente, que estaba vacilando rápidamente entre una función tiroidea gravemente baja y una función tiroidea hiperactiva en el plazo de una semana. Por lo tanto, el típico enfoque médico convencional no se aplicaba.

A través de una prueba de tiroides completa, se le diagnosticó tiroiditis de Hashimoto cíclica. Ahora admito que no pude ayudarla en ese entonces tanto como ahora, pero mi experiencia con ella comenzó mi viaje de aprender lo más posible sobre el tratamiento holístico de la tiroides.

Especializándome En Soluciones Holísticas Para La Tiroides

Desde entonces, he tenido el privilegio de conocer y aprender de algunos de los líderes del mundo de la medicina funcional y del enfoque holístico de las enfermedades de la tiroides. He tenido un entrenamiento avanzado con el Dr. Datis Kharrazian, el Dr. Denis Wilson, y el Dr. Daniel Kalish. También he tenido el placer de discutir las complejidades de la tiroiditis de Hashimoto con la Dra. Izabella Wentz, una de las autoridades más informadas en este tema.

He participado activamente en la promoción del enfoque médico holístico de los trastornos tiroideos y digestivos como miembro de la Asociación de Endocrinología de Médicos Naturópatas y como miembro fundador de la Junta de la Asociación de Gastroenterología de Médicos Naturópatas. Además, he servido como profesor adjunto en la Universidad Nacional de Medicina Natural, enseñando gastroenterología funcional a estudiantes de medicina naturista.

Espero que disfruten de este libro; hay una gran cantidad de información sobre las condiciones de la tiroides que las personas con baja función tiroidea nunca aprenden. Espero que este libro le ayude en su viaje de curación.

Sinceramente,

Dr. Shawn Soszka
Portland, Oregon, USA

CAPÍTULO 1

¿Cómo Funciona La Tiroides?

Tiroides: El Panorama General

EL FOCO DE ESTE LIBRO ES LA GLÁNDULA TIROIDEA, que es una pequeña glándula con forma de mariposa que se encuentra entre la manzana de Adán y la base del cuello. Ayuda a tener una comprensión básica de cómo funciona la tiroides y de todas las células, tejidos y órganos que controla la hormona tiroidea. El objetivo aquí es darle una idea del impacto masivo que la tiroides tiene en su salud general.

Las hormonas tiroideas regulan el metabolismo de todas las células del cuerpo, excepto los glóbulos rojos. El metabolismo es el proceso de reacciones químicas dentro de las células para sostener la vida. Esto incluye la producción de energía, la reparación y reproducción celular, y la función especializada de cada uno de los diferentes tipos de células.

Hablamos de células cerebrales y nerviosas, músculos, el tracto digestivo, órganos reproductivos, etc. Específicamente, la hormona tiroidea establece la velocidad a la que operan las células y ayuda a la transformación de los nutrientes en energía dentro de cada una de las células.

Para un ejemplo de cómo la hormona tiroidea afecta la actividad de una célula, veamos las células productoras de ácido del estómago. Normalmente, estas células producen ácido estomacal que ayuda a descomponer los alimentos en partículas más pequeñas para facilitar su absorción por el intestino delgado.

Sin embargo, cuando la hormona tiroidea está demasiado baja, estas células sólo pueden operar con una eficiencia del 60%, produciendo mucho menos ácido estomacal, no lo suficiente para descomponer los alimentos adecuadamente. Como resultado, los nutrientes de los alimentos no se absorben bien. Por cierto, este es un resumen algo simplificado. En el caso de la hormona tiroidea baja, todo el tracto digestivo se vería afectado, no sólo las células productoras de ácido estomacal.

Las hormonas tiroideas desencadenan que el ADN de cada una de las células desentrañe pequeñas secciones del código genético para producir proteínas. Estas proteínas ayudan a la célula a hacer su trabajo, ya sea una célula dentro del ojo que le permite ver, o una célula que recubre la superficie interior del intestino delgado que ayuda a absorber los alimentos. Cuando estas células no reciben suficiente hormona tiroidea, trabajan a un ritmo mucho más lento y no son capaces de realizar todas sus actividades de mantenimiento de la vida tan eficientemente.

La hormona tiroidea también desencadena que las células produzcan energía en una parte especializada de la célula llamada mitocondria. La influencia de la hormona tiroidea en la producción de energía es masiva porque controla, por lo que la fatiga es un síntoma tan prominente cuando no hay suficiente hormona tiroidea.

Debido al impacto masivo que la tiroides tiene en el cuerpo, cada uno de los pasos del proceso de creación, transporte, conversión y entrega de la hormona tiroidea a las células necesita funcionar de manera óptima para una salud ideal. Cuando cualquier paso en el proceso funciona mal, todo el cuerpo puede ser arrojado al caos. Por esta razón, creo que es mejor pensar en la tiroides como un sistema en lugar de simplemente como una glándula productora de hormonas.

Para entender mejor los pasos del proceso del sistema de la hormona tiroidea, revisaremos este proceso paso a paso desde la señal del cerebro hasta la entrega de la hormona tiroidea activa, T3, a la célula individual.

También señalaré las diferencias entre las perspectivas de la medicina funcional y convencional sobre la función tiroidea. En pocas palabras, la principal discrepancia es cómo cada uno utiliza la ciencia en un entorno clínico. El enfoque de la medicina funcional para el tratamiento de la tiroides utiliza las últimas investigaciones, que informan el cuidado del paciente y el tratamiento. Me he encontrado con mucha frustración de los pacientes que sentían que la medicina convencional no hacía lo suficiente en este sentido.

Comienza en el Cerebro

Hipotálamo - El Regulador Maestro

El hipotálamo es una pequeña parte del cerebro, del tamaño de una almendra, con una serie de funciones. Sin embargo, para nuestros propósitos, es importante porque controla el sistema endocrino en general y produce una hormona de señalización, la hormona liberadora de tiroides (TRH), que es transportada a la pituitaria. El hipotálamo es clave para crear un punto de ajuste, como un termostato, para regular muchos sistemas en el cuerpo - presión sanguínea, temperatura corporal, deseo sexual y peso corporal, por nombrar sólo algunos.

El hipotálamo crea puntos fijos basados en la retroalimentación de la cantidad de tiroides que circula en el cuerpo. Si hay suficiente hormona tiroidea en el torrente sanguíneo, el hipotálamo disminuye la señal de producción de la tiroides. Hasta ahora, todo bien. Sin embargo, a veces el mecanismo de retroalimentación puede fallar, especialmente en presencia de una inflamación. Discutiremos esto más en el próximo capítulo.

Pituitaria - La Glándula Endocrina Maestra

La pituitaria se encuentra justo debajo del hipotálamo y a menudo se la llama la glándula maestra ya que controla la producción de las glándulas endocrinas como la tiroides, las glándulas suprarrenales, los testículos/ovarios y el páncreas. Mientras que la pituitaria puede ser la glándula maestra, recibe órdenes del hipotálamo, que envía la hormona liberadora de tiroides (TRH) a la pituitaria para ajustar la producción de su hormona de señalización llamada hormona estimulante de la tiroides (TSH) también llamada tirotropina.

La TSH es liberada por la pituitaria y envía señales a la tiroides para ajustar la producción de la hormona tiroidea. La TSH es especialmente importante para nosotros porque es la principal medida de laboratorio usada en la medicina convencional para rastrear la función de la tiroides. Volveré al tema de las pruebas de laboratorio de la TSH repetidamente en este libro porque la práctica actual de usar la TSH como único indicador de la salud de la tiroides es problemática. Al igual que con el hipotálamo, la inflamación y otras causas pueden reducir la respuesta de la pituitaria, lo que, a su vez, puede conducir a una baja función de la tiroides.

La Tiroides

¿Recuerdas esa pequeña glándula en forma de mariposa que se encuentra entre la nuez de Adán y la base del cuello? Sí, la tiroides, por fin hemos conseguido volver. Es aquí donde se produce la hormona tiroidea basada en la hormona TSH enviada desde la pituitaria, que se adhiere a los receptores de la tiroides y desencadena la producción de la hormona tiroidea. Una vez creada, la tiroides libera las hormonas tiroideas en el torrente sanguíneo para ser entregadas a las células para regular la producción de energía y regular el metabolismo.

Producción de Hormonas Tiroideas

Quiero pasar un tiempo mirando cómo se crea la hormona tiroidea. Cuando la TSH activa la tiroides, ésta entra en acción y aumenta activamente su ingesta de yodo, una molécula esencial para la producción de la hormona tiroidea. Esto estimula la creación de una enzima llamada peroxidasa tiroidea (TPO) que ayuda a unir el yodo con la tiroglobulina (TG), la molécula de la que se crea la hormona tiroidea. Estos son los bloques fundamentales de construcción de las hormonas tiroideas, y son objeto de ataque en la enfermedad autoinmune de la tiroides que se discute en el capítulo 4.

La tiroides produce dos hormonas, una prohormona, la tiroxina (T4) y la hormona triyodotironina (T3), ambos nombres basados en el número de moléculas de yodo adheridas. Aproximadamente el 90% de las hormonas tiroideas producidas son en forma de T4, con el 10% restante producidas como T3. La hormona T3 es la forma activa de la hormona tiroidea y es utilizada por las diferentes células del cuerpo. La T4, por otro lado, tiene relativamente poco efecto en las células y debe convertirse en T3, lo que ocurre en el hígado, los intestinos, los músculos, el cerebro y los riñones.

Cómo Se Transporta La Hormona Tiroidea

Una vez listas para ser liberadas en el torrente sanguíneo, la mayoría de las hormonas tiroideas son acompañadas por las proteínas de transporte, la globulina fijadora de la tiroides (TBG), la transtiretina y la albúmina, con la globulina fijadora de la tiroides haciendo el 90% del trabajo. Cuando se unen a estas proteínas, las hormonas tiroideas están inactivas y son transportadas a su tejido de destino.

Un pequeño porcentaje de las hormonas tiroideas, T3 y T4, circulan libremente por el torrente sanguíneo y pueden unirse a la célula objetivo y activar la producción celular. Un análisis de sangre de globulina de fijación de la tiroides puede ser útil al analizar los niveles de la tiroides para determinar cualquier irregularidad.

Conversión de La Hormona Tiroidea

Debido a que la mayoría de la hormona tiroidea que circula es la menos activa T4, debe ser convertida en la activa T3 para que el cuerpo haga uso de la hormona. Esto ocurre en varios lugares clave, incluyendo el hígado, los intestinos, los riñones y, en menor medida, en los músculos y el cerebro. Los problemas en cualquiera de estos lugares clave pueden causar problemas en la conversión de la hormona tiroidea.

Esta conversión de T4 en T3 ocurre en presencia de una enzima llamada deiodinasa que elimina una de las cuatro moléculas de yodo de la hormona T4. Así, la hormona se convierte en T3, llamada así por las tres moléculas de yodo restantes. Los científicos han identificado dos anillos en la molécula de la hormona tiroidea que lleva el yodo. Se refieren a ellos como el anillo exterior y el anillo interior. Esto es importante porque cuando el yodo es removido del anillo exterior, se crea la hormona T3 metabólicamente activa. Sin embargo, si el yodo es removido del anillo interno, el resultado es T3 reversa (rT3).

La T3 reversa está inactiva, pero aún puede unirse a los receptores de hormona tiroidea a nivel celular. La rT3 no sólo está inactiva, sino que también inactiva todos los receptores a los que se une. Al igual que una llave que encaja en una cerradura, pero no abre una puerta, la T3 reversa impide que la T3 se adhiera al receptor bloqueado. El resultado neto es una reducción de la actividad metabólica. Esto se discute con más detalle en el capítulo 3.

Hay tres subtipos de enzimas de la deiodinasa que se denominan acertadamente Deiodinasa 1 (D1), Deiodinasa 2 (D2) y Deiodinasa 3 (D3). Estos subtipos de enzimas se encuentran en diferentes tejidos del cuerpo. Aunque todos ellos eliminan el yodo de las hormonas tiroideas, se comportan de forma diferente en los distintos órganos y la actividad enzimática puede cambiar dependiendo de la salud general del cuerpo.

Receptores y Activación de Hormonas Tiroideas

Una vez convertida, la hormona T3 es entregada a las células en todos los tejidos del cuerpo. Entra profundamente en la célula y se une a un receptor T3 en el núcleo para desencadenar la producción de proteínas, una de las principales funciones de las células. Esta es una parte vital de la función celular porque estas proteínas son fundamentales para el funcionamiento de las células.

Por ejemplo, las células cónicas de la retina de los ojos nos permiten ver el color. Para ello, la célula del cono produce una proteína llamada opsina. Cuando la hormona T3 se une a los receptores de la célula del cono, desencadena la producción de opsina y, voilà, ¡arco iris! Tomemos esta idea básica y multipliquémosla por 30 billones, el número estimado de células en el cuerpo humano. Debido a que la hormona tiroidea afecta a todas las células del cuerpo (excepto a los glóbulos rojos), los trastornos tiroideos tienen el potencial de ser catastróficos para la función celular normal.

Otra función crítica de la hormona tiroidea es la regulación de la producción de energía en las células (llamada ATP), que es la fuente de toda la energía del cuerpo. El ATP se produce en las mitocondrias, que sirve como fuente de energía para cada una de las células. La hormona T3 establece la tasa de funcionamiento de las mitocondrias. Esto es importante porque las mitocondrias de bajo funcionamiento producen menos ATP, lo que resulta en fatiga.

Puntos Destacados del Capítulo 1

- La tiroides tiene un impacto masivo en la función de tu cuerpo. Las hormonas tiroideas regulan el metabolismo de casi todas las células del cuerpo. Esto incluye la producción de energía, la reparación y reproducción celular, y la función especializada de cada uno de los diferentes tipos de células.

- Debido a la complejidad y al profundo impacto de la hormona tiroidea en todo el cuerpo, es mejor pensar en la tiroides como un sistema en lugar de simplemente como una glándula productora de hormonas. Cuando cualquier paso en el proceso funciona mal, todo el cuerpo puede ser arrojado al caos.

- El hipotálamo y la pituitaria gobiernan el nivel de producción de la tiroides midiendo la hormona tiroidea en circulación, asegurando que el cuerpo tiene la hormona tiroidea adecuada para funcionar correctamente.

- La tiroides produce principalmente T4, que tiene una actividad limitada en el cuerpo y debe ser convertida en la biológicamente activa, T3. Esta conversión se produce en varios órganos importantes como el hígado, los riñones y los intestinos.

- La hormona T3 es entregada a las células en todos los tejidos del cuerpo, desencadenando la producción de proteínas y la producción de energía.

CAPÍTULO 2

¿Tiene Síntomas de Tiroides Poco Activa?

HAY CASI 300 SÍNTOMAS asociados con la baja función tiroidea. Sin duda, un número considerable de profesionales no asocian muchos de estos síntomas con la tiroides. Para ser justos, el cuerpo humano es muy complicado y algunos de los síntomas que se enumeran a continuación pueden ocurrir debido a otras condiciones de salud.

Reconocer los patrones sintomáticos de la disfunción tiroidea y confirmarlos con el conjunto apropiado de pruebas de laboratorio de la tiroides es clave para hacer el diagnóstico correcto. Lamentablemente, dado que la mayoría de los profesionales utilizan una sola prueba para diagnosticar, muchos de los síntomas que se enumeran a continuación se ignoran o se atribuyen a otra causa.

Síntomas Comunes de Tiroides Baja

Los síntomas típicos del hipotiroidismo incluyen los seis síntomas clásicos: fatiga, bocio (inflamación de la garganta y la tiroides), aumento de peso, extremidades frías, pérdida de cabello y estreñimiento. Estos son algunos de los síntomas más obvios. Muchos otros síntomas son más sutiles o simplemente no están asociados con la disfunción tiroidea entre la mayoría de los profesionales de la salud.

Los seis síntomas clásicos se presentan más comúnmente en el hipotiroidismo moderado a severo. Históricamente, el hipotiroidismo era causado por la falta de yodo en la dieta. Para aquellos que, por cualquier razón, no consumen sal yodada hoy en día, este sigue siendo el caso.

Debido a que la mayoría de las personas en el mundo moderno que experimentan síntomas de tiroides baja no sufren del hipotiroidismo severo que se veía en el pasado, su condición de la tiroides podría ser pasada por alto o mal diagnosticada.

En los últimos decenios se ha producido un cambio significativo en la causa del hipotiroidismo. Creciendo a un ritmo alarmante, el hipotiroidismo autoinmune ha superado la deficiencia de yodo como causa principal.

A lo largo del libro, discutiré la disfunción tiroidea de forma exhaustiva, ciertamente de forma que trascienda la definición más estrecha de hipotiroidismo. Con eso en mente, estudiaremos las otras causas importantes de la baja función tiroidea en los próximos capítulos.

Síntomas Cognitivos y del Estado de Ánimo

El cerebro y las células nerviosas dependen de la hormona tiroidea para ayudar a generar energía y establecer la tasa metabólica. Además, las investigaciones han encontrado que el cerebro está saturado de sitios receptores de hormona tiroidea donde la hormona tiroidea se adhiere y activa las células. El desarrollo fetal del cerebro depende de una adecuada hormona tiroidea. Asimismo, la función cerebral saludable en los adultos es susceptible a los cambios en los niveles de hormona tiroidea. Pero es una relación mutua; el cerebro también puede influir en la función tiroidea. Tenemos dos órganos que trabajan en conjunto y se influyen mutuamente.

Cuando los niveles de hormona tiroidea bajan, empezamos a ver signos de una función cerebral reducida con síntomas cognitivos como déficit de memoria a corto y largo plazo, niebla cerebral, mala concentración y dificultad con los cálculos básicos. El cerebro produce neurotransmisores que son esencialmente el químico de la emoción. A medida que los niveles de hormona tiroidea caen, estos neurotransmisores caen en consecuencia. Como resultado, vemos un empeoramiento progresivo de los cambios de humor porque las deficiencias de los neurotransmisores asociados con la depresión y la ansiedad se vuelven más pronunciadas.

La tiroides influye en la producción y liberación de neurotransmisores en el cerebro, pero dos neurotransmisores en particular afectan directamente a la función de la tiroides. Una breve introducción de estas sustancias químicas cerebrales es útil para ilustrar la interacción entre el cerebro y la tiroides.

La serotonina, el principal neurotransmisor asociado con la depresión, puede afectar negativamente al eje hipotálamo-hipófisis-tiroides, interrumpiendo la regulación de la función normal de la tiroides. La reducción de la producción de TSH se encuentra comúnmente con baja serotonina. Además, las investigaciones indican que aquellos que toman medicamentos para la depresión no experimentan el máximo beneficio de estos medicamentos hasta que se aborda la disfunción tiroidea subyacente.

La dopamina es comúnmente descrita como el neurotransmisor de "sentirse bien". Es por eso que las sustancias que elevan los niveles de dopamina, como la cafeína, el chocolate y muchas drogas recreativas, son populares. Al igual que con la serotonina, los niveles bajos de dopamina reducen la efectividad del hipotálamo para regular la producción de la tiroides. Los bajos niveles de TSH son comúnmente el resultado. Además, la dopamina juega un papel esencial en la conversión de T4 a T3 en el cerebro.

Tanto la serotonina como la dopamina se crean a partir del aminoácido tirosina, que también es uno de los bloques de construcción de la hormona tiroidea. Aunque la deficiencia de tirosina es rara, porque tu cuerpo produce este aminoácido, hay condiciones genéticas que impiden la utilización adecuada de la tirosina.

Síntomas Digestivos

Los síntomas digestivos suelen presentarse con los trastornos de la tiroides, ya que todo el tracto digestivo, desde la boca hasta el recto, se mueve más lentamente y es menos eficiente. El estreñimiento es uno de los síntomas más comunes de la tiroides baja que afecta al tracto digestivo. Esto tiene más impacto de lo que uno podría esperar.

Las deficiencias nutricionales, como el hierro, el folato, el zinc, el calcio, las vitaminas A, D y B12, son comunes entre todos los afectados por la tiroides baja debido a la reducción de la producción de ácido estomacal. La baja producción de enzimas digestivas en el páncreas puede comprometer la absorción de alimentos en el intestino delgado.

Asimismo, ¡la tiroides baja puede aumentar el riesgo de infecciones intestinales y parásitos! Una condición digestiva que veo comúnmente en mi práctica es el sobrecrecimiento bacteriano del intestino delgado (SIBO) que impide la función nerviosa y retrasa el movimiento en el intestino delgado. Esto puede ser causado por las toxinas producidas por las bacterias infecciosas, que paralizan las células nerviosas. ¡El SIBO también puede ser desencadenado por la baja función tiroidea que puede llevar el tracto digestivo a un verdadero estancamiento!

Algunos otros síntomas digestivos de la tiroides bajan incluyen gases, hinchazón, sensibilidad o dolor abdominal, heces duras, mal aliento, reducción del apetito y la sensación de tener el estómago demasiado lleno.

Síntomas de Piel

Dado que la hormona tiroidea influye en el crecimiento de las células de la piel y en su correcto funcionamiento, un sello distintivo de la baja función tiroidea es la piel seca. Además de la sequedad, otros síntomas relacionados con la piel de la tiroides bajan incluyen eccema, curación y cicatrización más lenta, aparición más frecuente de moretones y retención de agua en las capas más profundas de la piel. También es común ver uñas de las manos y de los pies débiles y quebradizas.

Del mismo modo, el crecimiento más lento del cabello hace que éste se adelgace y a menudo vuelva a crecer más grueso, con pérdida de brillo y el lustre de un cabello sano. Por último, otro sello distintivo de la baja función tiroidea es la pérdida del tercio exterior de las cejas.

Síntomas Musculoesqueléticos

Otro síntoma común de la tiroides baja es el aumento del dolor muscular y articular. Cuando no hay mucha hormona tiroidea, las células de los músculos y articulaciones son menos activas, y su capacidad de repararse a sí mismas se reduce.

La fibromialgia es común entre aquellos con baja función tiroidea, especialmente aquellos con resistencia a la hormona tiroidea y/o condiciones tiroideas autoinmunes, como la tiroiditis de Hashimoto.

Si tiene fibromialgia, debería considerar seriamente la posibilidad de realizar una prueba y evaluación de tiroides. La tiroides no es la única causa de la fibromialgia, pero la conexión se pasa por alto con frecuencia.

Enfoque especial: Fatiga

La baja energía es una de las quejas más comunes por las que las personas buscan atención médica. Sentirse cansado y tener dificultades para pasar el día hace que la vida sea un desafío. Hay muchas causas de la fatiga, así que es esencial investigar la naturaleza de sus síntomas. Documentar sus síntomas en un diario de fatiga puede ayudar a un médico a determinar la naturaleza de su fatiga y a descubrir su causa principal.

Una forma en la que un profesional de la salud inteligente puede averiguar la causa de la fatiga es haciendo preguntas importantes, como:

¿Cuándo estás más cansado? ¿La actividad empeora o mejora la fatiga?

¿La fatiga empeora o mejora a lo largo del día? ¿Su fatiga es física (como la debilidad muscular), más cognitiva (niebla cerebral, mala memoria), o ambas?

Tenga en cuenta que la falta de nutrientes suele causar fatiga. ¡Esto puede incluir el oxígeno y la hormona tiroidea disponible!

Veamos algunas posibles causas de la fatiga y comparémoslas con la baja función tiroidea.

LA DEFICIENCIA DE HIERRO es una causa común de fatiga, pero si este es el caso, probablemente notará palidez en la lengua y las uñas. También se sentirá peor con el ejercicio. Incluso subir un tramo de escaleras puede dejarle sin aliento debido a la falta de oxígeno disponible. El insomnio también es un síntoma común de la falta de hierro; es menos común en la baja función tiroidea. Pero algunos signos se superponen; la pérdida de cabello, por ejemplo, se comparte tanto con la deficiencia de hierro como con la tiroides baja. La función tiroidea baja puede ser una causa de deficiencia de hierro, ya que es nueve veces más común en aquellos con función tiroidea baja que en aquellos con función tiroidea normal.

LA DEFICIENCIA DE VITAMINA B12 es otra afección médica relativamente común que debilita la resistencia. Lo que es diferente de la anemia por hierro es que los síntomas de la fatiga se asocian principalmente con la mala memoria y la niebla cerebral. Aunque estos dos síntomas también son comunes en la tiroides baja, la deficiencia de B12 incluye síntomas neurológicos, como entumecimiento y hormigueo en los brazos y las piernas. Las anemias de B12 más severas pueden llevar a la debilidad de las extremidades. He visto pacientes que son tan deficientes que tienen problemas para caminar. De hecho, un paciente estaba sujeto a una silla de ruedas. Sin embargo, con el tratamiento adecuado, volvió a caminar en un mes.

LA APNEA DE SUEÑO es una condición en la que las vías respiratorias se bloquean durante el sueño, reduciendo la entrada de oxígeno. Es común entre las personas con sobrepeso. Actualmente, la mayoría de los médicos convencionales son conscientes de la importancia de la detección de la apnea del sueño, ya que esta enfermedad aumenta el riesgo de obesidad, enfermedades cardíacas y accidentes cerebrovasculares. Tenga en cuenta que la apnea del sueño puede tener su origen en una baja función de la tiroides, pero por ahora consideremos sólo los síntomas para poder comparar.

Típicamente, la fatiga es peor cuando se despierta por primera vez y mejora lentamente durante el día. Las formas más graves de apnea del sueño reducen la calidad del sueño hasta tal punto que uno puede sentirse cansado todo el día. Otros síntomas comunes de la apnea del sueño son las pesadillas, los ronquidos, el despertarse ahogado, el despertarse con dolor de cabeza y el aumento de peso.

Ahora veamos los síntomas de fatiga de la baja función tiroidea. A menudo veo una combinación de ambos: fatiga física - reducción de la resistencia y debilidad muscular - y lo que llamo fatiga cognitiva - niebla cerebral, dificultad para encontrar la palabra correcta, pérdida de objetos y pérdida de memoria a corto plazo. Por supuesto, a menudo encuentro esto junto con otros síntomas comunes de la tiroides como la intolerancia al frío, la pérdida de cabello, el estreñimiento y el aumento de peso.

Uno de los aspectos interesantes de la fatiga relacionada con la tiroides baja es que a menudo mejora con el ejercicio temporalmente. Esto ocurre porque la actividad aumenta el metabolismo y la circulación, hace que los receptores de la tiroides sean más propensos a aceptar la hormona tiroidea y puede ayudar con la conversión de la hormona tiroidea. Uno de los riesgos del ejercicio con la tiroides baja es el exceso de ejercicio. Lo que podría ser un buen ejercicio para una persona en perfecta salud puede empeorar su condición de la tiroides. Por esta razón, he incluido una sección especial en el capítulo 11 que describe las estrategias de ejercicio efectivas para aquellos con problemas de tiroides.

Enfoque Especial: Pérdida de Peso

El aumento de peso y la lucha por perder peso son comunes en los trastornos de la tiroides. Esto se debe a un metabolismo más lento, que conserva la grasa en el cuerpo como lo haría en el caso de un oso en hibernación. Como se mencionó anteriormente en el capítulo 1, una de las funciones primarias de las hormonas tiroideas es producir energía en forma de ATP en las mitocondrias.

Cuando la hormona tiroidea es insuficiente o no puede entrar en las células, la producción de energía se retrasará, y el cuerpo lo interpretará como escasez de alimentos. El cuerpo entonces entra en modo de supervivencia, reduciendo todas las funciones corporales inesenciales para la supervivencia. Desde la perspectiva de la supervivencia, tener grasa extra en el cuerpo es un atributo positivo ya que ofrece una reserva de nutrientes, como una cuenta de ahorros a la que se puede recurrir en tiempos de necesidad.

Por supuesto, la mayoría de los que tienen problemas de tiroides no carecen de alimentos, sino de nutrientes. Es esencial evaluar su estado nutricional para determinar si tiene una deficiencia de cualquiera de las vitaminas o minerales críticos que juegan un papel en la producción, conversión y activación celular de la tiroides.

Hay una excepción al aumento de peso entre las afecciones de la tiroides. En la tiroiditis de Hashimoto, podemos ver un peso promedio o incluso una pérdida de peso en las primeras etapas de la enfermedad. Esto se debe a la naturaleza destructiva de esta enfermedad autoinmune, que libera bolsas de hormona tiroidea almacenadas a medida que la glándula tiroides es destruida por los glóbulos blancos. Esto da como resultado síntomas de hipertiroidismo - que incluyen pérdida de peso, o, al menos, no se aumenta de peso - junto con los síntomas más persistentes de hipotiroidismo, como la fatiga y la pérdida de cabello.

Enfoque Especial: Desequilibrio Hormonal

Los problemas del sistema reproductivo son comunes en los trastornos de la tiroides, y los desequilibrios entre las hormonas sexuales estrógeno, progesterona y testosterona pueden agravar aún más los efectos de la tiroides baja.

La mayoría de las hormonas sexuales se producen en los ovarios y los testículos. Al igual que la tiroides, los ovarios y los testículos forman parte del sistema endocrino. Como tales, son susceptibles a los desequilibrios de otras glándulas endocrinas debido a los bucles de retroalimentación que mantienen el sistema en equilibrio.

El hipotálamo, mencionado por primera vez en el último capítulo, regula las hormonas sexuales al igual que controla la tiroides. La glándula pituitaria produce las hormonas de señalización que desencadenan la producción de las hormonas sexuales. Los problemas surgen si hay alguna disfunción en el hipotálamo o en la pituitaria. Esto puede variar desde un tumor en la pituitaria hasta deficiencias nutricionales e inflamación que altere el funcionamiento de estos órganos. Estas complicaciones pueden afectar negativamente la producción de las hormonas sexuales.

Como hemos visto con respecto a otras funciones corporales, la disminución de la disponibilidad de la hormona tiroidea influye en la producción de las hormonas sexuales. Entre los que tienen una función tiroidea reducida, encontramos baja testosterona en los hombres y desequilibrios en el estrógeno y la progesterona en las mujeres.

EL SÍNDROME DE OVARIOS POLIQUÍSTICOS (SOP) es una condición común entre las mujeres de 18 a 44 años de edad y está asociado con un nivel elevado de testosterona y otros andrógenos (hormonas masculinas) que pueden causar un crecimiento de vello corporal con patrón masculino, acné y ciclos menstruales irregulares o ausentes. La obesidad es común con esta condición. Asimismo, se observa una baja función tiroidea, un elevado nivel de azúcar en la sangre y resistencia a la insulina.

Algunos científicos afirman que la tiroides baja no causa el síndrome poliquístico de ovario. En cambio, el SOP desencadena el hipotiroidismo. Otros argumentan que la tiroides, central para todas las funciones del cuerpo, es la clave para abordar el SOP. Prefiero tomar en cuenta todos los aspectos de la condición: tratar la tiroides, regular el azúcar en la sangre y normalizar las hormonas. Los fundamentos de mi enfoque pueden ser útiles para abordar esta condición.

LA INFERTILIDAD, definida como la incapacidad de quedar embarazada después de 12 meses de esfuerzo constante, es cada vez más común hoy en día. Se estima que una de cada diez mujeres en edad de procrear se ve afectada. Hay una relación muy fuerte entre la baja función tiroidea y la infertilidad. La hormona T3 es esencial para la reproducción y un embarazo saludable. En mi práctica, he visto varios casos de infertilidad resueltos con la adición de una dosis baja de medicamentos T3. Esto es especialmente cierto para aquellos con problemas de conversión de la hormona tiroidea. Ciertamente, no es la panacea, es necesario mirar todas las deficiencias que pueden causar o ser causadas por la baja función tiroidea. En última instancia, si la fertilidad es un problema para usted, vale la pena mirar más de cerca a la tiroides.

EL ABORTO es una realidad desafortunada que se asocia más comúnmente con los defectos genéticos que se desarrollan en el feto y que dan lugar a un aborto usualmente en el primer trimestre. Por lo general, esto es más común en las mujeres con problemas de tiroides, ya que es necesario contar con la hormona tiroidea adecuada para asegurar el crecimiento apropiado del feto. Observar los niveles de hormona tiroidea T3 es muy importante para abordar el riesgo de aborto. Cualquier mujer con un historial de abortos debe ser evaluada para determinar si tiene una baja función tiroidea y especialmente para detectar la tiroiditis de Hashimoto, que también aumenta el riesgo de aborto.

EL SÍNDROME PREMENSTRUAL (SPM) es común en las mujeres que menstrúan y provoca una variedad de síntomas, más comúnmente retención de agua, dolor de espalda, sensibilidad en los senos y fluctuaciones del estado de ánimo que típicamente comienzan de 5 a 7 días antes de la menstruación. Esto se asocia más comúnmente con la deficiencia de ácidos grasos, tanto omega-3 como omega-6, pero las mujeres con trastornos de la tiroides son más propensas a experimentar SPM y con síntomas más severos que aquellas con una función normal de la tiroides.

Puntos Destacados del Capítulo 2

- Las hormonas tiroideas dirigen el metabolismo celular del cuerpo. Cualquier deficiencia de hormonas tiroideas puede reducir la función normal de los órganos del cuerpo. Como resultado, la baja función tiroidea puede manifestarse como un sinnúmero de síntomas no asociados clásicamente con el hipotiroidismo.

- La insuficiencia de hormonas tiroideas tiene un marcado efecto en la función cognitiva y el estado de ánimo. La baja función tiroidea puede causar el inicio de la depresión o la ansiedad.

- Los síntomas digestivos junto con la disminución de la absorción de nutrientes son comunes en los trastornos de tiroides baja. Como resultado, se desarrolla una mala nutrición, lo que agrava aún más el problema.

- La baja energía es una de las quejas más comunes por las que las personas buscan atención médica. Debido a que la hormona tiroidea impulsa la producción de energía a nivel celular, siempre se debe considerar cuando se busca la causa de la baja energía.

- El aumento de peso y la lucha por perder peso son comunes en los trastornos de la tiroides. Esto se debe a un metabolismo más bajo debido a la insuficiencia de la hormona tiroidea.

- Además, las deficiencias de vitaminas y minerales comunes en los trastornos de la tiroides provocan que el cuerpo prevenga el peso cuando entra en modo de supervivencia durante un período de hambruna percibida.

- Los problemas del sistema reproductivo son comunes en los trastornos de la tiroides, y los desequilibrios entre las hormonas sexuales estrógeno, progesterona y testosterona pueden agravar aún más los efectos de la tiroides baja.

CAPÍTULO 3

Las Numerosas Causas De La Baja Función Tiroidea

HASTA AHORA, HEMOS REVISADO CÓMO FUNCIONA LA TIROIDES y los síntomas comunes de la baja función tiroidea. Ahora vamos a bucear más profundamente para explorar las causas reales de la baja de la tiroides. Hay muchas, tantas, de hecho, que planeo expandirme sobre varios de estos temas en los próximos libros.

Como he mencionado antes, el mundo médico convencional tiene una visión bastante estática de la tiroides. El consenso es que, si la tiroides no satisface la demanda de hormona tiroidea del cuerpo, entonces debe estar "dañada" y que el paciente necesita la dosis apropiada de medicación tiroidea en forma de levotiroxina (T4) para compensar el déficit. Se diagnostica el hipotiroidismo, y el tratamiento se monitoriza a través de la prueba de sangre de la hormona estimulante de la tiroides (TSH).

Desafortunadamente, esta teoría no aborda varios aspectos críticos de los trastornos de la tiroides. Primero, tanto las deficiencias nutricionales como la inflamación pueden impactar negativamente cada aspecto del proceso de la tiroides. Además, cuando hay problemas de producción de los tiroides asociados con la destrucción del tejido tiroideo, que ocurre más comúnmente en la condición autoinmune, la tiroiditis de Hashimoto, la medicina convencional no ofrece ninguna forma efectiva de detener el proceso autoinmune.

Además, el mero hecho de abordar las afecciones de la tiroides mediante la sustitución de la tiroides no aborda las afecciones de la tiroides que se producen fuera de la propia tiroides, incluidos los trastornos de conversión de la tiroides y la resistencia a la hormona tiroidea a nivel celular. La tiroides, como sistema, es mucho más compleja de lo que la mayoría de los médicos convencionales se dan cuenta. Además, la medicina convencional no se centra típicamente en la nutrición como terapia y por lo tanto tiene poco que ofrecer además de la medicación de la tiroides mencionada anteriormente.

Errores de Señalización y Retroalimentación en El Cerebro

El hipotálamo regula fuertemente la producción de hormona tiroidea. Al monitorear continuamente los niveles de hormona tiroidea en la sangre, el hipotálamo aumenta o disminuye la liberación de su señal a la pituitaria, la cual, a su vez, ajusta la producción de TSH.

Como se mencionó anteriormente, la TSH es la hormona pituitaria que controla la producción de la hormona tiroidea. Este proceso tiene como objetivo mantener la hormona tiroidea en el nivel adecuado para que el cuerpo funcione con normalidad. La interacción entre estas tres glándulas a menudo se llama el eje Hipotálamo-Pituitaria-Tiroideo, a menudo abreviado como el eje HPT.

La suposición de que el eje de la HPT funciona normalmente, con el raro caso de daño en el hipotálamo o la pituitaria, es una de las principales razones por las que la medicina convencional sólo utiliza la prueba de TSH. De acuerdo con la sabiduría (médica) convencional, la glándula tiroides en sí misma es susceptible de sufrir daños debido a enfermedades autoinmunes, y la TSH detecta con precisión todas las anomalías en la tiroides. Pero si esto funcionara sin falta, no estaría escribiendo este libro.

Sin embargo, el eje de la HPT está sujeto a una disfunción que puede alterar la precisión de la estimada TSH. Esta es otra razón más por la que se necesita una prueba de tiroides completa, porque vivimos en una época en la que la toxicidad, la inflamación y las deficiencias nutricionales son más comunes que nunca. Estos tres factores pueden alterar el hipotálamo y la función pituitaria normales.

Cuando se busca la causa de un trastorno de la tiroides, es común comenzar por la glándula tiroides. Este es un enfoque racional teniendo en cuenta que el hipotiroidismo autoinmune-inducido es tan común. Sin embargo, cuando la glándula tiroides está intacta y aparentemente normal, pero algún aspecto de los resultados completos del laboratorio de tiroides no es correcto, debemos dirigir nuestra atención a los reguladores del ciclo de la tiroides, el hipotálamo y la pituitaria.

Algunas enfermedades dañan la estructura de estas dos glándulas como los tumores, las enfermedades autoinmunes, las lesiones cerebrales, etc. Los síntomas de estos daños en los tejidos suelen ser dramáticos y conducen a importantes crisis de salud, que son el dominio de los endocrinólogos quienes son expertos en el diagnóstico y el tratamiento de tales condiciones.

Para nuestros propósitos, me gustaría centrarme en los impactos comparativamente sutiles en el hipotálamo y la hipófisis, como la inflamación crónica o las deficiencias nutricionales que interrumpen el mecanismo de retroalimentación. Estas situaciones pueden causar que el mecanismo de retroalimentación interprete incorrectamente las necesidades tiroideas del cuerpo. Como resultado, el análisis de sangre tan comúnmente usado, TSH, regresará ya sea como normal o incluso bajo, sugiriendo que el cuerpo está recibiendo suficiente o incluso demasiada hormona tiroidea. En resumen, los resultados de la prueba pueden no indicar lo que está ocurriendo.

Varios estudios han encontrado que las sustancias químicas llamadas citoquinas (especialmente IL-beta, IL-6 y TNF-alfa) a menudo se elevan con la inflamación que se asocia con el estrés crónico, dieta deficiente y enfermedad crónica. Así como también, niveles elevados de cortisol, la hormona del estrés suprarrenal, se encuentran comúnmente en estas situaciones. Todo esto hace que el hipotálamo y la pituitaria sean menos eficaces para mantener la hormona tiroidea en un nivel óptimo porque impiden la producción de las hormonas de señalización del hipotálamo y la pituitaria (TRH y TSH, respectivamente).

El aumento de la inflamación reduce en gran medida la actividad de la tiroides en todos los niveles porque el cuerpo asocia altos niveles de inflamación con lesiones y enfermedades. Normalmente, el cuerpo reducirá el metabolismo permitiendo que el cuerpo descanse y se recupere. Sin embargo, esta ya no es la única causa de la inflamación. En nuestro mundo industrializado moderno, muchos agentes causantes de inflamación entran en nuestros cuerpos en forma de alimentos, conservantes, colorantes, pesticidas y otros productos químicos. Como resultado, alguien puede experimentar síntomas que son consistentes con el hipotiroidismo, pero prueban estar normales para la TSH.

Hay muchas investigaciones que demuestran este proceso. La medicina convencional reconoce que la función del hipotálamo y de la pituitaria puede verse afectada negativamente, provocando hipotiroidismo secundario o terciario. Esto no es difícil de diagnosticar si los profesionales usan las pruebas que proporcionan los niveles reales de la hormona tiroidea además de la TSH. Desafortunadamente, el enfoque de diagnóstico de la TSH se ha convertido en el "hábito médico" de la mayoría de los médicos como una medida de ahorro.

Asimismo, la inflamación puede alterar la función normal de las enzimas de la deiodinasa responsables de convertir la T4 en la T3 activa. Como se mencionó anteriormente, hay tres subtipos de desiodinasa. De los tres, la D2 es el tipo más común que se encuentra en el hipotálamo y la pituitaria. Esto es importante porque el subtipo D2 se ve menos afectado por la inflamación que los otros dos subtipos, que se encuentran en el hígado y otros tejidos responsables de la conversión de la hormona tiroidea periférica. Por lo tanto, el hipotálamo probablemente indicaría suficiente hormona tiroidea en el torrente sanguíneo cuando los otros tejidos del cuerpo no tienen suficiente hormona tiroidea para funcionar correctamente.

Las deficiencias nutricionales pueden alterar la función normal del hipotálamo y la pituitaria. Este es el caso cuando se tiene una deficiencia en nutrientes clave como el hierro, la vitamina A, el zinc, cromo y ácidos grasos esenciales. Tales deficiencias reducen la capacidad del hipotálamo para detectar con precisión la hormona tiroidea circulante o producir correctamente la hormona de señalización, TRH. Como resultado, la producción de la tiroides sufre debido a la falta de retroalimentación del hipotálamo.

Dado que el hipotálamo regula muchas funciones en el cuerpo, es común ver otros síntomas no tan comúnmente asociados con la función tiroidea baja, como el mal control de la temperatura y la presión sanguínea irregular, especialmente con los cambios de posición (sentarse a pararse, etc.).

Las deficiencias de nutrientes afectan a la pituitaria de la misma manera y con los mismos resultados. Los niveles de TSH se mantienen bajos o normales dependiendo de la gravedad. Las necesidades de la tiroides del cuerpo no son atendidas. Cuando la pituitaria no funciona correctamente es común ver problemas con otras glándulas endocrinas además de los síntomas de la tiroides. Esto se puede manifestar de muchas maneras - bajo cortisol debido a la disminución de la función suprarrenal, irregularidades de azúcar en la sangre asociadas con la producción de insulina, y ciertamente desequilibrios de la hormona sexual.

Por ejemplo, es probable que las mujeres experimenten irregularidades menstruales y que los hombres bajen los niveles de testosterona. Hay que admitir que muchos de estos síntomas se observan en la baja función tiroidea. El profesional inteligente no tomará los resultados del laboratorio de TSH al pie de la letra, sino que los investigará más a fondo.

Trastornos De Conversión De La Hormona Tiroidea

Ahora echemos un vistazo a las condiciones de tiroides baja que no se consideran que encajan en la estrecha definición médica de hipotiroidismo, que, dicho sucintamente, es la incapacidad de la tiroides para producir la hormona tiroidea adecuada. Dicho esto, es posible tener tanto hipotiroidismo como un trastorno de conversión de la hormona tiroidea.

En particular, corren riesgo quienes han recibido la prescripción de un medicamento sintético T4, levotiroxina, pero no han experimentado una mejora en sus síntomas tiroideos. Si puedes relacionarte, sigue leyendo. Este capítulo está escrito especialmente para usted.

Encuentro que las condiciones discutidas a continuación son más comunes que el hipotiroidismo. Lamentablemente, muy a menudo se ignoran o se atribuyen a otra condición en conjunto, como la depresión.

¿Qué Es Un Trastorno de Conversión de La Hormona Tiroidea?

Como se mencionó anteriormente, alrededor del 80% de la hormona tiroidea producida por la glándula tiroides se encuentra en la forma de la prohormona tiroxina (T4) menos activa, que luego se convierte en la hormona tiroidea triyodotironina (T3) metabólicamente activa. La mayor parte del proceso de conversión tiene lugar en el hígado y los riñones. El resto de la conversión se produce en el intestino y en los tejidos periféricos.

El trastorno de conversión de la hormona tiroidea es una condición en la que el proceso de conversión se reduce hasta el punto de que la T4 no puede convertirse en T3 o cuando la conversión de la T4 se altera para crear la T3 reversa metabólicamente inactiva (rT3). Estos dos aspectos del desorden llevan al mismo resultado: insuficiencia de la hormona tiroidea T3, lo que resulta en síntomas de baja función tiroidea.

Varios factores causan o contribuyen al trastorno de conversión de la hormona tiroidea. Factores que consideraremos serían la carga tóxica del cuerpo, las deficiencias de nutrientes, los desequilibrios entre las glándulas suprarrenales y tiroides, y los trastornos hepáticos y renales.

Miraremos de cerca la insuficiencia hepática, digestiva y suprarrenal y cómo se relacionan con los trastornos de conversión de la hormona tiroidea y la disfunción tiroidea en general en el capítulo 4.

Como se discutió en el Capítulo 2, la enzima desionidasa convierte la T4 en T3 al remover una de las cuatro moléculas de yodo unidas a la T4, creando la T3. Hay tres subtipos de enzimas de la deiodinasa, que los científicos ingeniosamente llamaron D1, D2 y D3. Estas enzimas se encuentran en todo el cuerpo, pero más abundantemente en ciertos tejidos y órganos.

Deiodinasa D1

La enzima D1, predominante en el hígado y el riñón, puede eliminar el yodo de los anillos externos o internos y por lo tanto puede producir T3 o rT3. Las investigaciones indican que la actividad de la enzima D1 es menor en las mujeres, lo que las hace más propensas a los trastornos de la tiroides que los hombres, especialmente la baja función tiroidea cuando los niveles de TSH son normales. En un momento veremos cómo se puede inhibir la D1 para crear más T3 reversa que T3.

Deiodinasa D2

La enzima D2 se encuentra principalmente en la tiroides, el corazón, el músculo esquelético, la grasa, el hipotálamo y los tejidos pituitarios. Lo más importante es que es la única forma de enzima deiodinasa que se encuentra en la pituitaria. Elimina el yodo sólo del anillo exterior, lo que significa que sólo puede hacer la molécula activa T3 a partir de T4. También descompone la T3 reversa en T2 que es una molécula de tiroides inactiva que tiene dos moléculas de yodo.

La enzima D2, que se encuentra en lo profundo de la célula, juega un papel importante para asegurar que haya suficiente T3 en la célula que funciona normalmente. Dado que D2 es la única forma de deiodinasa en la pituitaria, la TSH, la TSH puede no reflejar un trastorno de conversión de T4 en los otros tejidos como el hígado o los riñones. En situaciones como la inflamación, la enfermedad crónica o el dolor, la enzima D1 convertirá más T4 para revertir la T3 de lo deseado. Debido a que la pituitaria sólo puede producir T3 y no rT3, la TSH producida en la pituitaria puede parecer normal cuando el cuerpo necesita más hormona tiroidea.

Deiodinasa D3

La enzima D3, que se encuentra en todos los tejidos del cuerpo excepto en la pituitaria, y más abundantemente en el tejido fetal y la placenta, juega un papel importante en el desarrollo saludable del feto durante el embarazo. La D3 elimina el yodo del anillo interno solamente y, por lo tanto, produce sólo T3 reversa.

La D3 juega un papel importante en la prevención de la sobreexposición de T3 en la célula. El sistema de la deiodinasa controla la cantidad de T3 dentro de las células y sirve como regulador de la actividad celular de la hormona tiroidea intracelular. También ayuda a liberar yodo para otros usos dentro de la célula. Cuando funciona correctamente, mantiene los niveles de hormona tiroidea en equilibrio. Sin embargo, situaciones como deficiencias de nutrientes, desequilibrio de cortisol, inflamación, restricción calórica severa, dietas bajas en carbohidratos y ciertos medicamentos pueden alterar la función normal de estas enzimas, lo que resulta en una reducción de la conversión o cambios hacia la T3 reversa. En el capítulo 8 explicaré con más detalle por qué una dieta baja en carbohidratos es una mala idea para aquellos con baja función tiroidea.

Reducción De La Conversión De La Hormona Tiroidea.

Como se ha descrito en la sección anterior, tres enzimas de la deiodinasa son responsables de la conversión de las hormonas tiroideas. Cada una de estas enzimas convierte la hormona tiroidea de forma diferente en diferentes tejidos del cuerpo. Ahora veremos varios factores que influyen en el proceso de conversión. Hay suficientes factores para justificar y redactar un libro separado sobre el tema, uno que tengo la intención de escribir.

Los factores externos también influyen en estas enzimas, cada una de ellas de manera diferente. Por ejemplo, la enzima D1, que también se encuentra más comúnmente en el hígado y los riñones, es muy susceptible a los efectos de la contaminación ambiental. Por lo tanto, la exposición a los pesticidas y a los contaminantes disminuye la conversión de T4 a T3. Estas toxinas ambientales no parecen afectar a la enzima D2, que se encuentra principalmente en la pituitaria. Incluso cuando la D2 está expuesta a las toxinas, la conversión de T4 a T3 y los niveles de TSH son normales. El resultado neto: síntomas tiroideos bajos sin indicación de nada anormal, al menos, basado en el modelo de la medicina convencional de pruebas de tiroides.

Deficiencia Nutricional

El mal estado nutricional es otro factor de la mala conversión de la hormona tiroidea. En lo que respecta, los dos minerales que sobresalen son el selenio y el hierro. Mientras que el selenio juega un papel esencial en la producción de hormona tiroidea dentro de la glándula tiroides, también es un nutriente crítico en el proceso de conversión de la hormona tiroidea en forma de selenocisteína.

Esta proteína, una combinación del aminoácido cisteína y selenio, es vital para la formación de las tres enzimas de la deiodinasa. Una deficiencia de esta proteína dificulta dramáticamente el proceso de conversión. La suplementación de selenio es sólo una parte de la solución. También necesitará otros nutrientes implicados en el proceso de conversión de la hormona tiroidea, como el zinc, las vitaminas B (especialmente B6 y B12), y el magnesio.

De manera similar, la deficiencia de hierro reduce la capacidad de convertir la T4 en T3 y frena aún más el metabolismo, necesario en tantas de las vías químicas del cuerpo. Por supuesto, la baja función de la tiroides limitará la capacidad de absorber el hierro, lo que dará lugar a un círculo vicioso. Debido a la mala absorción, las fuentes de hierro comunes en su dieta pueden no ser suficientes para satisfacer las demandas de su cuerpo. Es probable que se necesite un suplemento de hierro hasta que el trastorno de conversión de la hormona tiroidea se resuelva o se controle mediante el uso de medicamentos de reemplazo de la hormona T3, como el Cytomel o el genérico, la liotironina.

Genética

Las mutaciones en el gen DIO2 resultan en una reducción de la producción de la enzima deiodinasa o en una reducción de la efectividad de las enzimas deiodinasa. El gen DIO2 es responsable de la síntesis de la enzima deiodinas. Las mutaciones heterocigotas, es decir, uno de los dos pares de genes que se ven afectados, dan lugar a un deterioro de leve a moderado de la función de la deiodinasa. La mutación homocigótica, en la que ambos pares de genes están mutados, causa formas más graves de deterioro de la conversión de la hormona tiroidea. Hay que tener presente que las pruebas genéticas muestran una predisposición a la alteración de la función, pero no indican necesariamente que la función esté actualmente alterada.

Las pruebas del gen DIO2 están disponibles comercialmente. Hasta mediados de 2017, el popular servicio de pruebas genéticas, 23andme, analizaba al menos uno de los tres sitios de mutación encontrados en el gen DIO2. A finales de 2017, 23andme redujo significativamente el número de genes probados, limitando su utilidad para la práctica clínica. Actualmente estoy trabajando con una compañía de pruebas genéticas que promete probar más genes, incluyendo el gen DIO2, en un futuro próximo. Actualizaré esta sección una vez que esta prueba esté disponible.

T3 Reversa

Como se mencionó anteriormente en este capítulo, la T3 reversa es la forma inactiva metabólica de T3. Se adhiere a los receptores de la tiroides, impidiendo el aumento de la actividad celular. Normalmente se produce alguna cantidad de rT3 durante el proceso de conversión de la hormona tiroidea como prevención de la sobreproducción de T3. Sin embargo, en casos de estrés crónico e inflamación, las diferentes enzimas de la deiodinasa se desplazan hacia una menor conversión de T3 y una mayor producción de T3 reversa. Además, es común que los individuos con altos niveles de cortisol muestren también niveles más altos de rT3, lo que resulta en síntomas de fatiga y aumento de peso persistente. ¡Muchos en esta situación ganarán peso con el ejercicio!

También es posible experimentar los efectos de alta T3 reversa sin que se haya detectado un elevado rT3 en sus laboratorios. Esto ocurre cuando los niveles de T3 son bajos, pero la T3 reversa está en el rango normal. La discrepancia da como resultado síntomas tiroideos bajos. Encuentro esto especialmente común en mujeres que experimentan altos niveles de estrés e inflamación y que tienen variantes genéticas del gen DIO2.

Al abordar los problemas de la T3 reversa, la prioridad es determinar los niveles de T3 y T3 reversa en la sangre. Algunos insisten en buscar en un examen de laboratorio llamado T3 libres (FT3) y comparar la cantidad de hormona T3 no ligada a una proteína portadora con la cantidad de T3 reversa. Otros prefieren ver el total de T3 (TT3) y T3 reversa. Yo reviso los tres y miro las proporciones relativas de FT3/rT3 y TT3/rT3. Si no estás familiarizado con estas pruebas de laboratorio, en el capítulo 7 entro en bastante detalle sobre las mejores pruebas laboratorios para evaluar la función tiroidea y lo que revelan los resultados.

La segunda cosa más importante que hay que hacer es mirar los niveles de cortisol. El cortisol, producido por las glándulas suprarrenales, se describe a menudo como la "hormona del estrés" del cuerpo. El estrés aumenta la producción de cortisol para ayudar a reducir la inflamación. Como se mencionó anteriormente, el cortisol elevado cambia la conversión de la hormona tiroidea hacia niveles más altos de T3 reversa y la reducción de la producción de T3. Esta es una respuesta natural del cuerpo, muy parecida a pisar los frenos de un auto para prevenir una colisión. Comúnmente recomiendo una prueba de saliva de estrés suprarrenal para determinar los niveles de cortisol. Esto, junto con un completo panel de tiroides, proporciona suficientes detalles para abordar la mayoría de los problemas de conversión de la hormona tiroidea.

Resistencia de La Hormona Tiroidea y Defectos En Los Receptores

Uno de los temas menos discutidos en la mayoría de los entornos clínicos es el de la Resistencia a la Hormona Tiroidea, también conocida como Sensibilidad Deficiente a la Hormona Tiroidea (ISTH por sus siglas en inglés). Para esta sección, usaremos este último término porque está más actualizado. La ISTH representa una clase de condiciones en las que los receptores de la tiroides de las células individuales no pueden funcionar correctamente.

En la ISTH, la T3 llega a las células, pero no puede unirse correctamente al receptor defectuoso. Esto resulta en síntomas de baja función tiroidea, pero sin ninguno de los problemas de producción de hormona tiroidea asociados con el hipotiroidismo.

Hay varias teorías de por qué sucede esto. La genética parece jugar un papel importante en la ISTH. Un libro muy bien escrito por Hugh Hamilton, " *Sensibilidad Deficiente a la Hormona* Tiroidea ", profundiza en este tema. Inicialmente, una variación genética en el gen beta del receptor de la hormona tiroidea se asoció con la ISTH. La mutación del gen receptor beta es rara, afectando a 1 de cada 50.000.

Sin embargo, una investigación reciente ha encontrado una variante genética similar en el gen alfa del receptor de la hormona tiroidea, lo que resulta en una resistencia similar a la hormona tiroidea. Es probable que haya otros genes con defectos implicados en la producción del receptor de la hormona tiroidea que aún no han sido identificados. Asimismo, la mala salud, como las deficiencias nutricionales y la inflamación, puede alterar la expresión normal de los genes, reduciendo o alterando los receptores T3.

La ISTH no es comúnmente conocida en la comunidad médica y a menudo se diagnostica erróneamente como hipertiroidismo o como fatiga no relacionada con la tiroides. Lo que es particularmente insidioso acerca de la ISTH es que aquellos con todos los síntomas de baja función tiroidea pueden tener resultados normales.

En otros casos de ISTH, la TSH puede ser normal o incluso alta, la T4 puede ser normal y la T3 puede ser alta, pero los síntomas de hipertiroidismo (pérdida de peso, frecuencia cardíaca, sudoración, ansiedad) no aparecerán. De hecho, una persona con ISTH probablemente tendrá síntomas comunes de hipotiroidismo (fatiga, dificultad para perder peso, digestión lenta, fibromialgia - como dolores y molestias, y problemas hormonales).

Otros factores que pueden perjudicar la función de los receptores de la hormona tiroidea son los niveles anormales de cortisol y los bajos niveles de hierro. Aquellas personas que tienen problemas con las glándulas suprarrenales, como la insuficiencia suprarrenal o el síndrome de fatiga suprarrenal, tendrán niveles más bajos de cortisol.

La insuficiencia suprarrenal es más grave y ocurre cuando las glándulas suprarrenales no producen suficiente cortisol, debido a un trastorno autoinmune llamado enfermedad de Addison.

El síndrome de fatiga suprarrenal es una afección subclínica menos grave en la que los niveles de cortisol pueden ser altos o bajos, o el ritmo de 24 horas de cortisol es disfuncional. En los casos de resistencia a la hormona tiroidea, los niveles de cortisol tienden a ser demasiado bajos, lo que perjudica la función de los receptores tiroideos. Los bajos niveles de hierro tienen un efecto similar, retardando los receptores de la hormona tiroidea. Por favor, consulte el capítulo 5 para aprender más sobre el papel de las glándulas suprarrenales en la función tiroidea baja y el capítulo 9 para aprender más sobre los niveles óptimos de hierro.

Puntos Destacados del Capítulo 3

- La inflamación y las deficiencias nutricionales pueden perturbar la función normal del hipotálamo y la pituitaria, lo que reduce la capacidad de respuesta a los bajos niveles de hormona tiroidea en circulación.

- La conversión de T4 a T3 puede verse afectada negativamente por la inflamación, la deficiencia de nutrientes, el estrés y la disfunción de los principales órganos implicados en el proceso de conversión. Esto resulta en una baja función tiroidea independiente de la producción de la tiroides.

- El exceso de T3 reversa desactiva los receptores de hormona tiroidea dentro de las células, lo que resulta en una reducción de la función metabólica y la producción de energía.

- La resistencia a la hormona tiroidea se produce cuando los receptores de la hormona tiroidea dentro de las células del cuerpo no funcionan normalmente debido a factores genéticos, nutricionales o inflamatorios.

CAPÍTULO 4

Tiroiditis de Hashimoto

LA ENFERMEDAD TIROIDEA DE HASHIMOTO merece un capítulo aparte, ya que es la forma más común de afección hipotiroidea en el mundo industrializado y su frecuencia no hace más que aumentar, afectando a individuos más jóvenes que nunca.

La enfermedad de Hashimoto es una condición autoinmune en la que el sistema inmunológico del cuerpo identifica erróneamente las proteínas de la tiroides como material extraño y ataca el tejido tiroideo, que con el tiempo es reemplazado por tejido cicatrizante. La tiroides es capaz de regenerarse a sí misma, pero si se acumula demasiado tejido cicatrizante, no hay posibilidad de restaurar la tiroides a su función normal. Cuando esto ocurre, se necesita una medicación permanente para la tiroides.

Dado que las mujeres tienen siete veces más probabilidades de desarrollar tiroiditis de Hashimoto que los hombres, anteriormente se pensaba que la afección era causada principalmente por fluctuaciones hormonales significativas asociadas con la pubertad, el posparto y la menopausia. Aunque las hormonas pueden desempeñar un papel en el desarrollo de la enfermedad de Hashimoto en las mujeres, la ciencia ha descubierto que entre las personas que padecen esta afección existe una predisposición genética desencadenada por muchos factores, además de las hormonas.

Esta condición es especialmente preocupante porque existe el riesgo de desarrollar otras enfermedades autoinmunes e incluso cáncer de tiroides. Las limitadas opciones de tratamiento disponibles en la práctica médica convencional dejan a aquellos con la enfermedad de Hashimoto, pocas soluciones.

Si se le ha identificado como hipotiroideo, entonces es probable que tenga tiroiditis de Hashimoto. Usted debe entender que hay numerosos métodos de tratamiento que, al encontrar y abordar la causa subyacente, pueden ayudar, no sólo con el tratamiento de los síntomas, sino también con la reducción del daño causado por el proceso autoinmune, que puede salvar su tiroides.

Por Qué No se Trata la Autoinmunidad

Existe la idea equivocada de que las condiciones autoinmunes, como la tiroiditis de Hashimoto, son intratables. Esto sólo es cierto cuando se aplica el modelo médico convencional, que se limita a tratar los síntomas suprimiendo un proceso químico o reemplazando una hormona que falta (por ejemplo, la hormona tiroidea o la insulina).

La idea de hacer que el cuerpo sea más fuerte y resistente es un concepto relativamente nuevo en la medicina convencional que no se ha adoptado en la práctica clínica. Atribuyo este descuido a los orígenes quirúrgicos y farmacológicos de la medicina moderna, que se basan en el tratamiento de enfermedades que amenazan la vida.

Los síntomas de la tiroiditis de Hashimoto suelen aparecer después de que el proceso autoinmune haya estado activo durante al menos un año, normalmente más tiempo. El sistema inmunológico ataca y destruye las células de la tiroides. El hecho de que la producción de hormona tiroidea disminuya hasta tal punto que desencadene los clásicos síntomas hipotiroideos indicaría que una parte significativa de la tiroides ya ha sido dañada.

Debido a que la mayoría de los médicos no hacen pruebas de anticuerpos de la tiroides, la condición sólo se diagnostica después de que se presenta el hipotiroidismo. Tenga en cuenta que el ataque autoinmune ocurre primero y que el hipotiroidismo ocurre después de que la enfermedad haya progresado significativamente.

Gran parte de este capítulo se centra en aumentar la conciencia de esta condición. También proporciono herramientas de estilo de vida que puede utilizar para sentirse mejor, y también me ocupo del componente autoinmune. Como se mencionó anteriormente, puede comenzar a hacer estos cambios de estilo de vida en casa, pero recomiendo trabajar con un practicante holístico que sea "conocedor de la tiroides" para que lo guíe en este proceso.

La Medicación T4 No Detiene la Destrucción de la Tiroides

Creo que es importante destacar que la medicación de reemplazo de la hormona tiroidea administrada para el hipotiroidismo no hace nada para abordar el proceso autoinmune. A muchos pacientes que han venido a mi clínica se les ha dicho que la medicación tiroidea les ayudará con el hipotiroidismo de Hashimoto. Se molestan bastante cuando descubren más tarde que no se ha hecho nada para reducir los anticuerpos tiroideos que han estado destruyendo las células de la tiroides todo el tiempo.

Dado que la medicación de reemplazo de la hormona tiroidea es la única terapia que se ofrece en los entornos médicos convencionales, el proceso autoinmune persiste y los anticuerpos siguen destruyendo la glándula tiroidea y reemplazándola con tejido cicatrizante. Esencialmente, la mayoría de los médicos esperan a que la tiroides muera para poder recetar una dosis estable de medicación tiroidea, típicamente levotiroxina (T4).

El médico holístico dispone de muchos más instrumentos para ayudar a abordar el proceso autoinmune.

¡Su Tiroides Está Siendo Atacada!

Muchos factores desencadenan que los glóbulos blancos ataquen los tejidos de la tiroides. Al revisar las diferentes causas del proceso autoinmune, recomiendo que recuerde su historial de salud personal para ver si puede relacionarse con alguno de los factores desencadenantes que se enumeran a continuación.

En mi experiencia clínica, encuentro que la mayoría de los pacientes de Hashimoto tienen un historial familiar de enfermedad de la tiroides. Incluso si no son diagnosticados, los síntomas de sus familiares sugerirán al menos alguna forma de trastorno de la tiroides. A veces la causa de Hashimoto no es aparente y se necesitan pruebas adicionales para descubrir el desencadenante. Discutiremos las posibles causas en detalle en el capítulo 5.

La glándula tiroidea es especialmente susceptible de dañarse debido a la forma en que produce la hormona tiroidea. El uso de peróxido de hidrógeno en la creación de la tiroxina (T4) conduce a una acumulación de moléculas de oxígeno de radicales libres. Los radicales libres son subproductos moleculares de la actividad celular que carecen de un electrón, que tratan de robar de otras moléculas de la célula. Si se les permite acumularse, se convierten en tóxicos para la célula. Esta acumulación se llama estrés oxidativo.

Naturalmente, el cuerpo tiene un mecanismo para neutralizar la acumulación de radicales libres, pero requiere cantidades adecuadas de glutatión. El glutatión requiere selenio como un ingrediente clave en su creación. También necesita vitamina C para su correcto funcionamiento. Encuentro que la mayoría de los pacientes con problemas de tiroides carecen de ambos nutrientes.

Es de vital importancia abordar el proceso autoinmune porque 1) con el tiempo destruirá la tiroides, y 2) este proceso autoinmune puede extenderse a otras partes del cuerpo. En el páncreas, causa diabetes autoinmune. En las articulaciones, la artritis reumatoide. En la piel, vitíligo, una enfermedad en la que los glóbulos blancos matan los melanocitos responsables del color de la piel, dando como resultado manchas de piel blanca y desprotegida y un mayor riesgo de cáncer de piel.

Ahora entiendes las repercusiones masivas de la tiroiditis de Hashimoto. El hecho de que la medicina convencional no la aborde más que para proporcionar un reemplazo de la hormona tiroidea y, si se considera necesario, para eliminar quirúrgicamente la glándula tiroides es una profunda injusticia para los individuos con esta enfermedad. Esta es una de las razones por las que tantos buscan respuestas. Afortunadamente, se puede hacer mucho para abordar esta condición como lo discutiremos aquí y en capítulos posteriores de este libro.

Genética de Historia Familiar

Dado que las investigaciones indican un historial familiar significativo de condiciones de la tiroides (ya sea hipo o hipertiroides) entre aquellos con tiroiditis de Hashimoto, es importante investigar su historial familiar. Sabemos que esta condición es más común en las mujeres. Además, se han identificado varios marcadores genéticos que hacen que una persona sea más propensa a las afecciones de tiroides autoinmunes.

Entre los más comunes están los genes HLA-DR y CTLA4. En mi práctica, suelo encontrar alteraciones de estos genes entre mis pacientes con tiroiditis de Hashimoto. Como el gen DIO2 discutido en el capítulo 3, el perfil de la prueba genética de 23andme.com (versión 4) incluía estos dos genes hasta agosto de 2017. Actualmente, el CTLA4 sigue en el perfil de la versión 4, pero las variantes del gen HLA-DR se han reducido significativamente, haciendo que la prueba de 23andme sea mucho menos útil. Ambos genes están asociados con un mayor riesgo de otras enfermedades autoinmunes, no sólo la tiroiditis de Hashimoto.

Dicho esto, tus genes no determinan tu destino. Siempre hay un desencadenante que pone en marcha cualquier proceso autoinmune. Como la genética sólo gobierna la predisposición, como un fusible, que es inofensivo hasta que se enciende, debemos mirar otros factores para identificar la llama que enciende el proceso.

Las Causas de la Tiroiditis de Hashimoto

El Virus de Epstein-Barr y Otras Causas Virales

El Epstein-Barr (VEB) es el virus que causa la mononucleosis, también conocida como la "enfermedad del beso". El VEB es un miembro de la familia del herpes, designado como Herpesvirus Humano 4. Es muy común haber tenido una infección de VEB en su vida. Cuando se analizan, la mayoría de las personas muestran anticuerpos de una infección previa.

Históricamente, la mayoría de la gente estaba expuesta al VEB a los dos años de edad y tenía síntomas tan leves que una infección de VEB se confundía con un resfriado común. Sin embargo, con mejores prácticas de saneamiento e higiene, estamos observando que la exposición ocurre más tarde en la vida con síntomas más severos: fatiga extrema, dolor de garganta, amígdalas hinchadas, etc. Esto suele durar de dos a seis semanas, más para los que están infectados a los 20 años.

Lo más común es que el sistema inmunológico luche contra el virus VEB hasta que el virus quede inactivo. Algunos experimentarán una reactivación del VEB, que puede desencadenar una respuesta autoinmune en diferentes tejidos del cuerpo, incluyendo la glándula tiroides. Otros virus pueden actuar como desencadenantes, incluyendo el citomegalovirus (CMV) y el mucho más raro virus del herpes humano 6 (HHV 6).

Infecciones Intestinales

Para otra causa potencial de autoinmunidad, debemos dirigir nuestra atención a los intestinos. El intestino grueso es un ambiente favorable para las bacterias, que se llama colectivamente el microbioma. Hemos desarrollado una relación simbiótica con estas bacterias. Desafortunadamente, hay una clase de bacterias que se sabe que desencadenan condiciones autoinmunes, incluyendo la tiroiditis de Hashimoto. En pacientes examinados en mi clínica, he encontrado infecciones intestinales que no tenían ningún síntoma digestivo. Eliminar estas infecciones mejoró la tiroiditis de Hashimoto en estos pacientes.

Otra causa potencial de autoinmunidad es una condición comúnmente conocida como fuga intestina, o permeabilidad intestinal en los círculos médicos. En el intestino con fuga, se forman espacios entre las células que recubren el intestino delgado, cuyo trabajo es descomponer y absorber los nutrientes. Una vez que se han formado estas brechas, las partículas de comida, la levadura, las bacterias y otros microbios entran profundamente en los tejidos donde se encuentra el sistema inmunológico intestinal, lo que desencadena la inflamación y una fuerte respuesta inmunológica. El resultado final es una reducción de la absorción y el cuerpo confunde los alimentos con microbios peligrosos. A continuación, se produce una fuerte reacción inmunológica. Entraré en más detalles sobre esto en el capítulo 5.

Cambios Hormonales

Las investigaciones indican que el inicio común de la tiroiditis de Hashimoto ocurre en momentos de fluctuaciones hormonales extremas, como la pubertad, el parto y la menopausia. Un desencadenante hormonal relativamente nuevo es el control de la natalidad oral. Si bien la disponibilidad del control de la natalidad ha sido revolucionaria para las mujeres, como cualquier otro medicamento, no está exenta de su inconveniente. Se han realizado importantes investigaciones sobre el tema, y parece que las mujeres con disposición genética tienen más probabilidades de desarrollar una tiroides autoinmune con el uso de las píldoras anticonceptivas orales. Otras formas de control de la natalidad no parecen ser problemáticas.

Toxinas y Metales Tóxicos

La contaminación es un aspecto desagradable de nuestra era moderna. Hay muchas investigaciones que indican que los contaminantes como el mercurio y los químicos de los plásticos y otras fuentes son potenciales desencadenantes de la tiroiditis de Hashimoto.

Otros tipos de problemas de tiroides pueden ocurrir debido a las toxinas en el cuerpo. Estos incluyen la disfunción de conversión de la hormona tiroidea, la reducción de la producción de la hormona tiroidea y el aumento de la resistencia de la hormona tiroidea a nivel celular. En todos estos ejemplos, las toxinas pueden reducir la absorción de nutrientes y empeorar la inflamación. Ciertamente, los tejidos de conversión de la hormona tiroidea, especialmente el hígado y los receptores de la hormona tiroidea en todo el cuerpo, pueden verse afectados negativamente por las toxinas, como los pesticidas sintéticos, los productos químicos utilizados en los plásticos, los metales pesados y los retardantes de llamas.

Aunque todos tenemos algún nivel de toxicidad en nuestros cuerpos, lo que más importa es cómo reacciona el cuerpo a estas toxinas. Esto es a menudo determinado por los niveles de antioxidantes en el cuerpo, especialmente el glutatión. Cuando los antioxidantes, especialmente el glutatión, son bajos, el cuerpo no puede manejar el daño que causan las toxinas. Si las toxinas se acumulan lo suficiente, el cuerpo puede empezar a producir anticuerpos contra estas sustancias y es mucho más probable que experimente autoinmunidad en el cuerpo, incluida la tiroides.

Exposición a la Radiación

En mi experiencia clínica, he visto a varios pacientes con un historial de exposición a la radiación. En un caso, una mujer de sesenta años que estaba siendo tratada por la tiroiditis de Hashimoto tenía un historial de problemas dentales significativos y se había sometido a muchas radiografías de su boca y cuello. Lamentablemente, no se le había proporcionado ningún tipo de protección contra la radiación y, al comenzar el tratamiento, una ecografía de la tiroides encontró un nódulo tiroideo sospechoso y un nódulo linfático agrandado. Las pruebas adicionales encontraron que había desarrollado cáncer de tiroides, que se había extendido a los nódulos linfáticos cercanos. Se realizó la extirpación de la tiroides y los nódulos linfáticos afectados. Como este caso ilustra, Hashimoto aumenta el riesgo de cáncer de tiroides. Siempre que veo anticuerpos de la tiroides, recomiendo el ultrasonido de la tiroides.

Este es un excelente ejemplo de por qué me gusta usar la imagen de ultrasonido de la tiroides como una herramienta de detección y por qué las directrices médicas actuales lo recomiendan si se encuentran nódulos de tiroides. Incluso recomendaría un ultrasonido preliminar para cualquier persona con anticuerpos de tiroides elevados. Discuto esto en profundidad en el capítulo 6 cuando describo las mejores pruebas de tiroides.

Los Síntomas de la Tiroiditis de Hashimoto

Los síntomas de la tiroiditis de Hashimoto dependen del tiempo que la condición ha estado activa. Al principio, la mayoría no experimentará ningún síntoma significativo. A medida que el sistema inmunológico continúa su ataque, podemos ver una mezcla de síntomas de hiper e hipotiroidismo que pueden presentarse simultáneamente.

Por ejemplo, los clásicos síntomas hipotiroideos de intolerancia al frío y fatiga pueden coexistir con los síntomas hipertiroideos, como la ansiedad y las palpitaciones. Dado que tanto la enfermedad de Graves (hipertiroidismo) como la tiroiditis de Hashimoto son condiciones autoinmunes, algunos casos de Hashimoto en un estado hipertiroideo son mal diagnosticados como enfermedad de Graves. A medida que la fase de hipertiroidismo vuelve al hipotiroidismo, vemos más síntomas de hipotiroidismo.

Generalmente, los síntomas de hipotiroidismo son más comunes en general, con breves episodios de hipertiroidismo. Esto ocurre porque los glóbulos blancos atacantes destruyen parte de la tiroides que contiene bolsas de hormona tiroidea almacenada, que luego se liberan en el torrente sanguíneo sin ninguna proteína de transporte adherida. Esto hace que la hormona tiroidea se adhiera a las células cercanas, provocando un aumento del metabolismo sólo en estas áreas. Dado que la tiroides se encuentra en la parte inferior del cuello, el cerebro y el corazón pueden verse afectados. El aumento de la actividad puede incluir un ritmo cardíaco rápido y ansiedad. Esto es especialmente cierto en las etapas tempranas y medias de la enfermedad.

Los problemas de peso se complican en la tiroiditis de Hashimoto ya que el aumento de peso es un síntoma común del hipotiroidismo, pero algunos individuos no experimentan ningún aumento de peso. Esta falta de aumento de peso es especialmente cierta en aquellos que prueban un bajo nivel de cortisol salival. De hecho, veo la pérdida de peso como un síntoma en cerca del 30% de mis pacientes de Hashimoto con niveles deficientes de cortisol. Debido a que el aumento de peso está tan arraigado en la mente de muchos profesionales, a menudo pasan por alto la tiroides como la culpable de los síntomas de su paciente.

Desafortunadamente, este retraso en el diagnóstico correcto permite que la enfermedad progrese aún más, lo que perpetúa el sufrimiento.

Temas Especiales en la Tiroiditis de Hashimoto

Mientras discutimos las complejidades de la enfermedad tiroidea autoinmune, quiero llamar su atención sobre dos temas que son importantes para el proceso de recuperación de cualquier persona con tiroiditis de Hashimoto.

En la primera sección, revisaremos el debate en curso sobre la suplementación con yodo entre la comunidad de medicina funcional. Traigo esto a colación porque ustedes encuentran opiniones diferentes sobre el tema y quería proporcionarles algunos antecedentes para mejorar su comprensión.

La segunda sección se centra en la naltrexona en dosis bajas (DBN), a menudo descrita como una droga maravillosa porque ha ayudado a miles de personas a controlar sus enfermedades autoinmunes. He recetado DBN a muchos pacientes, y comparto algunos de los resultados que he visto con este medicamento.

La Controversia del Yodo

He llamado a esta sección la "controversia del yodo" porque el yodo ha sido en gran medida ignorado o vilipendiado por la comunidad médica. Por "ignorado" quiero decir que el pensamiento médico actual ha pasado por alto los efectos asociados con la disminución de la ingesta de este nutriente vital. Si bien "vilipendiar" es tal vez una palabra fuerte, la comunidad médica convencional y holística suele recomendar que se evite completamente el yodo en el caso de las personas con problemas tiroideos autoinmunes. No estoy de acuerdo con este enfoque.

Necesitamos el yodo, ya que es un nutriente esencial para la producción de la hormona tiroidea. Además, juega un papel esencial en la salud del tejido mamario, tiene propiedades anticancerígenas y es fundamental para el desarrollo saludable del feto durante el embarazo. Además, el yodo es bien conocido por minimizar el daño de la radiación.

El valor del yodo es incuestionable, pero ¿conseguimos suficiente en nuestra dieta? ¿Hay algo que pueda estar bloqueando su absorción?

¿Debería evitarse cuando se tiene una enfermedad tiroidea autoinmune? Centrémonos en responder a cada una de estas preguntas para que pueda navegar por la información, a menudo confusa y contradictoria, sobre el yodo y los trastornos de la tiroides.

¿Una Deficiencia Creciente?

La deficiencia de yodo se conoce desde hace mucho tiempo como una causa de hipotiroidismo, que se creía resuelta cuando se añadía el yodo a la harina y la sal en la década de 1920. La yodación parecía ayudar a prevenir el hipotiroidismo considerablemente, e incluso puede haber habido el "beneficio secundario" de elevar el coeficiente intelectual promedio a un grado moderado. En el decenio de 1970, en respuesta a la preocupación por el exceso de yodo en los Estados Unidos, se sustituyó por bromo en las harinas comerciales de ese país.

Desde entonces, en la mayor parte del mundo desarrollado, la principal fuente de ingesta de yodo es la sal, que se nos dice que debemos restringir debido a la preocupación por el riesgo de hipertensión arterial por el sodio. De hecho, el 50% de nuestra dieta moderna consiste en alimentos procesados que utilizan sal no yodada, lo que resulta en un exceso de sodio y una ingesta insuficiente de yodo. Sin embargo, todavía se puede obtener yodo de los alimentos, y los animo a hacerlo utilizando la lista que se proporciona a continuación. Aquellos que comen mariscos, y especialmente algas, tienden a obtener suficiente yodo, así que los fanáticos del sushi puedan regocijarse.

Volviendo a llamar nuestra atención sobre la sal, mucha gente se ha dado cuenta de los productos químicos utilizados para la sal de mesa comercial. Como resultado, muchos individuos conscientes de la salud han cambiado su consumo a las sales marinas o a las sales del Himalaya porque contienen oligoelementos, incluyendo el yodo. Sin embargo, estas sales sólo tienen pequeñas e inconsistentes cantidades de yodo.

¿Estamos obteniendo suficiente yodo de nuestro suelo? La respuesta es no. Los niveles de yodo en el suelo son deficientes en muchas partes del Medio Oeste de los Estados Unidos y Canadá, aunque son altos en las regiones costeras. Las prácticas agrícolas modernas a menudo agotan este mineral incluso en suelos que históricamente son ricos en yodo.

La suplementación con yodo en una multivitamina o una formulación de vitamina específica para la tiroides puede ser útil, pero recomiendo realizar un análisis de orina con yodo antes de tomar cualquier cantidad superior a 50 mcg. Consulte el capítulo 7 para obtener más información sobre el análisis de yodo.

La Tiroiditis de Hashimoto y el Yodo

En la comunidad de la medicina holística y funcional, algunos profesionales se oponen rotundamente a cualquier ingesta de yodo para aquellos con enfermedades tiroideas autoinmunes, como la tiroiditis de Hashimoto o la enfermedad de Graves.

El fundamento de este argumento es que un aumento en la ingesta de yodo, un ingrediente clave para la producción de la hormona tiroidea, aumenta la producción de la enzima tiroidea, la peroxidasa tiroidea (TPO), que une el yodo a la proteína que produce la hormona tiroidea. El aumento de la enzima TPO desencadena un aumento de los anticuerpos de TPO, lo que empeora la condición autoinmune de la tiroides. El principal defensor de este argumento es el Dr. Datis Kharrazian, quien recomienda fuertemente evitar los suplementos de yodo y los alimentos altos en yodo, como las algas marinas.

Sin embargo, hay opiniones encontradas. El Dr. David Brownstein, un fuerte defensor del yodo sostiene que la deficiencia de yodo sigue siendo un problema importante que está empeorando. Él cree que entre la mayoría de los que tienen trastornos de tiroides, la deficiencia de yodo causa o contribuye a sus problemas. La investigación del Dr. Brownstein sugiere que la deficiencia de yodo puede ser un desencadenante de las condiciones autoinmunes de la tiroides. Como tal, cree que el uso del yodo puede ser beneficioso para todos, incluyendo a aquellos con tiroiditis autoinmune. El Dr. Brownstein recomienda altas dosis de yodo para todos los casos de hipotiroidismo.

He descubierto que ninguno de los anticuerpos de la tiroides de mis pacientes ha empeorado al suplementar con yodo. Sin embargo, es esencial equilibrar el yodo y el selenio, ya que este último ayuda a reducir la inflamación de la tiroides, y por lo tanto, reduce los niveles de anticuerpos.

Naltrexona en Dosis Bajas

Introducida por primera vez en el decenio de 1970, la medicación Naltrexona se utiliza como tratamiento del alcoholismo y el abuso de opiáceos en 100 mg. En esta dosis, la naltrexona actúa bloqueando los receptores de los opioides en los lugares donde normalmente se adhieren estas sustancias, evitando así el "subidón" que experimentan quienes consumen alcohol u opioides.

Poco después de que se introdujera la naltrexona, el Dr. Bernard Bihari comenzó a recetar dosis muy pequeñas, entre 1 y 4,5 mg diarios, para tratar con éxito muchas afecciones autoinmunes, el cáncer y el VIH/SIDA. Fue a partir de su trabajo que el término "naltrexona en dosis bajas", o "DBN", se hizo conocido. Cuando se administra por debajo de 4,5 mg, la naltrexona bloquea parcialmente los receptores durante un corto tiempo. Esto engaña al cerebro para que piense que los niveles son demasiado bajos, y desencadena un aumento de la producción de endorfinas.

Los individuos con condiciones autoinmunes suelen tener niveles de endorfinas más bajos que sus homólogos sanos. Es un poco misterioso por qué las endorfinas trabajan para ayudar a normalizar el sistema inmunológico y reducir la inflamación. La investigación en curso está tratando de averiguarlo. He usado DBN durante varios años en mi práctica y he visto los resultados más dramáticos en enfermedades inflamatorias del intestino, como la colitis ulcerosa y la enfermedad de Crohn. Los resultados están más mezclados con los pacientes de tiroiditis de Hashimoto; he tenido muchos casos con una caída significativa de los anticuerpos de la tiroides y otros sin ningún cambio notable.

El enfoque recomendado para la dosis de DBN para Hashimoto es empezar con lo más bajo: 1,5 mg durante dos semanas. Esta es la razón: una caída repentina de los anticuerpos de la tiroides probablemente haría arrancar la tiroides y reduciría la necesidad de medicación. La advertencia aquí es que esto puede inducir un hipertiroidismo temporal si no se ajusta la dosis de medicación de la tiroides en consecuencia. Por lo tanto, es mejor empezar despacio y a bajo ritmo. Este es el programa que uso para mis pacientes con tiroiditis de Hashimoto: 1,5 mg. durante las dos primeras semanas, 3,0 mg. durante las dos semanas siguientes, y luego 4,5 mg. a partir de entonces.

El uso de la DBN está técnicamente "fuera de la etiqueta", lo que significa que la FDA no ha aprobado la naltrexona para tal uso. Por lo tanto, usted necesita una farmacia de compuestos para llenar su receta. (Consulte la sección de Recursos para obtener más información sobre cómo encontrar un farmacéutico especialista en fármacos compuestos). Los efectos secundarios son mínimos. Es posible que tenga problemas de sueño y sueños vívidos durante las dos primeras semanas de uso.

La naltrexona en dosis bajas es un medicamento muy seguro que ha ayudado a muchas personas que de otro modo habrían perdido la esperanza. Hay que admitir que los resultados experimentados con la DBN han sido mixtos en el tratamiento de la tiroiditis de Hashimoto, pero aún vale la pena considerarlo. La DBN ha sido especialmente útil para aquellos con fibromialgia y artritis reumatoide .

Puntos Destacados del Capítulo 4

- La tiroiditis de Hashimoto es la forma más común de hipotiroidismo en el mundo industrializado. Es una condición autoinmune en la que el sistema inmunológico del cuerpo identifica erróneamente las proteínas de la tiroides como extrañas. La glándula tiroides se destruye lentamente con el tiempo.

- Los síntomas de la tiroiditis de Hashimoto suelen aparecer después de que el proceso autoinmune haya estado activo durante al menos un año, a menudo más tiempo. La aparición de los síntomas clásicos de hipotiroidismo indica que se ha producido un daño significativo en la glándula tiroides.

- El desarrollo de la tiroiditis de Hashimoto se produce entre quienes son genéticamente susceptibles, pero sólo en presencia de un evento desencadenante. Los desencadenantes pueden ser virus, infecciones intestinales, cambios hormonales, toxinas ambientales y exposición a la radiación.

- Durante el curso de la tiroiditis de Hashimoto los síntomas pueden incluir síntomas de hipertiroidismo junto con síntomas de hipotiroidismo ya que la destrucción del tejido tiroideo libera bolsas de hormonas tiroideas almacenadas.

- La suplementación con yodo es controversial en la medicina funcional. Algunos profesionales creen que el uso empeorará las condiciones autoinmunes de la tiroides, mientras que otros usan altas dosis de yodo como terapia para la tiroiditis de Hashimoto.

- La naltrexona en dosis bajas es una nueva y revolucionaria terapia que puede reducir los anticuerpos de las enfermedades autoinmunes. El uso de DBN puede ser de valor para cualquiera con tiroiditis de Hashimoto.

Hígado, Digestión y Suprarrenales

ESTE CAPÍTULO SE CENTRA EN LA INTERACCIÓN entre la tiroides y los diferentes sistemas de órganos. Órganos como el hígado, el tracto digestivo y las glándulas suprarrenales influyen en la función tiroidea y son influenciados a su vez. Por ejemplo, el hígado es uno de los principales sitios de conversión de la hormona tiroidea; si el hígado funciona mal, la conversión se verá afectada.

Del mismo modo, la baja función tiroidea influye fuertemente en el sistema digestivo, lo que da lugar a una mala absorción de nutrientes y a una mayor posibilidad de infecciones intestinales debidas a parásito, virus o bacterias dañinas. El aparato digestivo también puede ser un desencadenante de afecciones tiroideas autoinmunes causadas por un crecimiento excesivo de ciertas especies de bacterias.

Las glándulas suprarrenales son especialmente importantes porque, junto con la tiroides, desempeñan un papel fundamental en la compleja interacción del sistema endocrino. A menudo, la baja función tiroidea y la función suprarrenal poco o demasiado activa se ven juntas. Esta combinación suele producirse cuando las personas pasan por períodos de

71

estrés importantes. Las glándulas suprarrenales se vuelven hiperactivas, lo que suprime la función tiroidea.

Cuando hay una disfunción en uno o más de estos sistemas de órganos, lo cual es común, es necesario abordarla o de lo contrario puede interrumpir la función tiroidea adecuada. El tratamiento de esa disfunción abarca el tratamiento de las fugas intestinales, la eliminación de las infecciones intestinales de origen autoinmune (en el caso de Hashimoto) y la corrección de la elevada producción de cortisol de las glándulas suprarrenales para reducir el alto nivel de rT3.

Lo importante es recordar que hay formas de probar cada una de estas áreas para señalar directamente lo que está pasando y desarrollar un plan de tratamiento adecuado. En algunos casos, simples análisis de sangre pueden darnos la información que necesitamos, otras veces se necesitan pruebas de medicina funcional más avanzadas para descubrir la causa de la disfunción. En este capítulo, revisaremos todos estos temas, las mejores pruebas a utilizar, y los puntos clave para corregir el problema.

Insuficiencia Hépatica y Problemas de Conversión de la Tiroides

El hígado ha sido durante mucho tiempo un foco de la medicina naturista. Los médicos naturópatas reconocen que la reducción de la función hepática puede causar o contribuir a numerosos problemas de salud. El hígado tiene muchos papeles en el cuerpo, incluyendo el de reciclador y desintoxicador jefe.

Cada sustancia que entra en el torrente sanguíneo pasa y, en cierto grado, es procesada por el hígado a través de las vías de desintoxicación de la fase uno y dos. En la fase uno, las enzimas hepáticas reducen la toxicidad de las sustancias a través de un proceso llamado oxidación-reducción e hidrólisis. Este primer paso elimina parte de la toxicidad de la sustancia que se está procesando. En la fase dos, estas toxinas son procesadas más adelante.

En circunstancias ideales, el hígado procesa correctamente todo lo que encuentra; se neutralizan las toxinas, se reciclan las proteínas viejas y el colesterol, y los nutrientes se descomponen aún más y se almacenan o empaquetan para otros tejidos. Desafortunadamente, en el mundo tóxico de hoy en día ya no vivimos en circunstancias ideales.

Si bien las enfermedades hepáticas como la hepatitis y el hígado graso provocan daños estructurales en el hígado y la consiguiente disminución de la función hepática, esos daños no son la única causa de la reducción de la función hepática. También debe tenerse en cuenta que la relación causa-efecto es mutua: la disminución de la funcionalidad del hígado a menudo conduce a cambios estructurales - pero eso está fuera del alcance de este libro.

Ahora pasamos a lo que a menudo se conoce como congestión hepática, un hígado sobrecargado de trabajo, a menudo abrumado por las toxinas a las que se expone diariamente desde una variedad de fuentes incluyendo la contaminación, los medicamentos, una dieta deficiente, infecciones intestinales y agravado por la falta de ejercicio. Esto resulta en una disminución de la función hepática.

Recordando que cada célula del cuerpo depende de la hormona tiroidea para funcionar. Si la función tiroidea baja, ya sea por hipotiroidismo u otra causa, veremos que la función hepática disminuye aún más. Este ciclo decididamente vicioso puede disminuir la capacidad del hígado para convertir la T4 en T3.

La contaminación no sólo puede disminuir la función hepática general, sino que las toxinas ambientales como el P (BPA) , utilizado en botellas de agua de plástico y como revestimiento de alimentos enlatados, pueden bloquear la conversión de T4 a T3 al reducir radicalmente la función de la enzima desiodinasa D1, que se encuentra en altas concentraciones en el hígado.

Las toxinas con efectos similares incluyen el mercurio, los pesticidas y el éter difenílico polibromado (PBDE), un retardador de llama utilizado en la ropa, los colchones, las alfombras y el interior de los coches. Los niveles de estas toxinas son más altos en los Estados Unidos, y especialmente en California, como lo indican las investigaciones que muestran un aumento cuatro veces mayor en comparación con otros estados.

Además de las toxinas que comprometen la función hepática, hay clases de sustancias tóxicas que afectan directamente a la conversión de la hormona tiroidea, como los retardantes de llama, el combustible para cohetes y los pesticidas. Todos estos factores pueden contribuir a la congestión del hígado y a la lentitud de las vías de desintoxicación.

De nuevo, cuando nos enfrentamos a una baja función tiroidea debemos considerar la salud actual del hígado y su exposición tóxica. En la mayoría, habrá algún grado de disfunción. Mi intención no es pintar un cuadro de "fatalidad y pesimismo". Le aseguro que hay mucho que puede hacer para mejorar las vías de desintoxicación del hígado. Incluso limitando simplemente la exposición a los pesticidas en su dieta, como se discute más adelante en el capítulo 9, puede mejorar su salud general, específicamente el proceso de conversión de la hormona tiroidea.

Entonces, ¿cómo sabes si tienes congestión hepática? Hay pistas que indican una reducción de la función hepática. Los síntomas incluyen acné o eccema, mal humor, falta de sueño, sensibilidades químicas, desequilibrios hormonales y problemas de la vesícula biliar.

- Los problemas de la piel como el acné o el eccema pueden ser el resultado de que el cuerpo trate de eliminar a través de la piel las toxinas que el hígado no pudo eliminar del torrente sanguíneo. A medida que el hígado recicla las hormonas viejas, la acumulación de dichas hormonas puede ser otra causa de acné o eccema.

- El mal humor - irritabilidad, ira y depresión - se ha asociado durante mucho tiempo con la disminución de la función hepática en la medicina china. Un estudio realizado en 2017 en China fue uno de los varios estudios realizados en los últimos años que han encontrado pruebas que demuestran una relación entre la enfermedad hepática y la depresión.

- La falta de sueño - ya sea problemas para dormir o para permanecer dormido - es a menudo un efecto de la congestión del hígado. Los metabolitos, normalmente eliminados, se acumulan, entran en circulación, desencadenan la inflamación en el cerebro e interrumpen el ciclo de sueño/vigilia.

- Las sensibilidades químicas se han asociado durante mucho tiempo a las vías de desintoxicación del hígado. Normalmente, el cuerpo procesaría estos químicos con pocos o ningún síntoma presentado. La incapacidad del hígado congestionado para procesar estos químicos resulta en síntomas como dolores de cabeza, ansiedad y mareos.

- El hígado juega dos papeles importantes en la regulación hormonal. Primero, crea y secreta hormonas importantes como el Factor de Crecimiento Insulínico 1 (IGFs) y el Angiotensinógeno (que ayuda a regular la presión sanguínea). La congestión del hígado puede impedir la producción y secreción hormonal adecuada, lo que, a su vez, debilita/afecta el sistema endocrino. En segundo lugar, el hígado recicla las hormonas sexuales como el estrógeno, la progesterona y la testosterona. En este caso, el hígado congestionado es incapaz de descomponer estas hormonas resultando en una acumulación en el cuerpo.

- Los trastornos de la vesícula biliar suelen comenzar en el hígado, que crea la bilis que se almacena en la vesícula biliar. Cuando el hígado no funciona correctamente, puede cambiar la cantidad y/o la consistencia de la bilis producida. Se vuelve más gruesa, y es más probable que se formen cálculos en la vesícula biliar. La intolerancia a la comida grasosa y el dolor en la parte superior derecha del abdomen son características de la disfunción de la vesícula biliar.

La salud general del hígado y la vesícula biliar puede evaluarse mediante análisis de sangre básicos, como las enzimas hepáticas y otros marcadores sanguíneos. Sin embargo, se necesitan pruebas especiales para determinar la eficacia de las vías de desintoxicación del hígado. Existen varios enfoques para realizar las pruebas, todos los cuales son efectivos. Entre mis favoritos está el panel de Ácidos Orgánicos de Genova Diagnostics. Hablaré de esto con más detalle en el capítulo 7.

La Enfermedad Comienza en el Tracto Digestivo

La importancia de un tracto digestivo saludable fue reconocida hace mucho tiempo. Hipócrates, el antiguo médico griego, fue citado diciendo, "Toda enfermedad comienza en el intestino". Lo que era cierto hace 2500 años, sigue siendo cierto hoy en día. De hecho, la investigación ha descubierto ahora cuánta razón tenía Hipócrates.

¿Por Qué Observar su Función Digestiva?

Es notable considerar el impacto negativo que la mala digestión tiene en la absorción de nutrientes y las deficiencias y anemias que pueden resultado. A la preocupación se suma el hecho de que las infecciones e inflamaciones en el intestino son cada vez más comunes.

Cuando miramos cualquier sistema del cuerpo, comúnmente encontramos influencias externas. El tracto digestivo no es diferente. Veremos varios ejemplos de desórdenes gastrointestinales para ver cómo influyen finalmente en la tiroides.

¿Qué Tan Bien Funciona su Digestión?

Es común experimentar una digestión lenta con afecciones de la tiroides que reducen la cantidad de hormona tiroidea activa en el sistema digestivo. Puede ser un desafío determinar qué fue primero, el trastorno digestivo o el trastorno de la tiroides. Si bien el estreñimiento es el síntoma más común de la baja función tiroidea, pueden presentarse otros síntomas gastrointestinales, como diarrea, distensión abdominal y gases, todos los cuales pueden deberse a una mala absorción o a infecciones oportunistas.

Si tiene algún síntoma digestivo, es aconsejable examinarlo más a fondo para determinar la causa. En esta sección se revisarán las causas más comunes, los factores contribuyentes y los resultados de la función tiroidea baja.

Sistema Nervioso Parasimpático: Descanso y Digestión

Antes de empezar un recorrido de la "A a la Z" por el tracto digestivo y cómo funciona, es mejor empezar antes de empezar a comer. Nuestro estado mental y emocional cuando comemos es importante. Nuestro cuerpo necesita estar relajado cuando comemos. Hay dos partes del sistema nervioso en las que nos centraremos en esta sección. La parte simpática, comúnmente llamada la parte del sistema nervioso que lucha o huye, ayudó a los primeros humanos a sobrevivir a la amenaza de los depredadores y otros peligros. La parte parasimpática, llamada parte de descanso y digestión, debería ser dominante cuando comemos y dormimos. Con nuestro moderno, acelerado y estresante estilo de vida, la lucha o la huida simpática gana.

Sólo mira la popularidad de la comida rápida, la prevalencia del almuerzo de 30 minutos, y toda la gente desayunando apresuradamente de camino al trabajo. Estas no son situaciones parasimpáticas saludables.

Debido a que muchos de nosotros comemos nuestras comidas en diversos grados de estrés, comemos nuestra comida más rápida y más estresados porque no le damos a nuestro cuerpo el tiempo suficiente para registrar la plenitud. Como resultado, nuestro tracto digestivo no es capaz de descomponer la comida que comemos.

Además, rara vez veo a la gente masticar su comida adecuadamente. Muchos expertos en salud natural recomiendan masticar cada bocado 32 veces. El número 32 es arbitrario, pero debería ser suficiente para casi licuar la comida para que las enzimas de la saliva puedan descomponerla aún más. Esto permitirá al estómago procesar la comida más rápidamente.

Según mis observaciones, la mayoría de la gente mastica cada bocado de tres a cinco veces. Eso está lejos de ser suficiente. Un indicio de que no mastica la comida lo suficiente es la necesidad de beber líquidos con las comidas. Esto es común, y a menudo veo a la gente bebiendo bebidas frías, ¡lo que es aún peor!

Estómago, Ácido Estomacal y Descomposición de los Alimentos.

Después de masticar la comida (recomiendo, al menos, diez veces) la comida viaja por el esófago hasta el estómago. El estómago consiste en tres capas de músculos que aprietan y trituran la comida para ayudar a descomponerla más. El estómago también produce ácido que ayuda a descomponer las proteínas y otros tipos de alimentos. El pH es muy ácido, alrededor de 2.0. Este ácido también ayuda a proteger el cuerpo de las bacterias dañinas, como un foso alrededor de un castillo.

Encuentro que algunos pacientes tienen una baja cantidad de ácido estomacal, a menudo debido al estrés crónico que lleva al sistema nervioso simpático a una sobrecarga. Cuando el sistema nervioso simpático es hiperactivo, el flujo de sangre y nervios se dirige lejos del tracto digestivo, lo que reduce la cantidad de ácido estomacal producido. En este caso, el alimento, no descompuesto correctamente, tiende a permanecer en el estómago más tiempo del que debería. Además, cuando la producción de ácido estomacal se reduce, el intestino delgado no está preparado para recibir el alimento en el siguiente paso.

Intestino Delgado – El Importante Papel de la Absorción de Nutrientes

Una vez que los alimentos han sido descompuestos por el estómago, entran en el intestino delgado, que inmediatamente neutraliza el ácido liberando bicarbonato de sodio, tan alcalino como el ácido del estómago es ácido. Cuando el intestino delgado reacciona a la presencia de alimentos también desencadena la liberación de bilis de la vesícula biliar para ayudar a descomponer las grasas.

Simultáneamente, el páncreas libera enzimas pancreáticas para ayudar a descomponer los alimentos en pequeñas partículas que las células del intestino delgado pueden absorber. El papel principal del intestino delgado es absorber los nutrientes. Su función secundaria es combatir las fuentes de infección potencial en lo que consumimos. De hecho, el intestino delgado y el grueso constituyen el 70% del sistema inmunológico.

La permeabilidad intestinal, también conocida como síndrome del intestino filtrado, puede ocurrir cuando las células de la superficie del intestino delgado se dañan. Muchas sustancias causan este daño, incluyendo antibióticos, AINEs (aspirina, ibuprofeno, etc.), antiácidos, bacterias dañinas, levadura, virus, aditivos alimentarios y alimentos como el gluten.

Con un intestino con fugas, se forman huecos en la superficie celular del intestino delgado, que de otra manera se entrelazan estrechamente, permitiendo que las partículas de comida, microbios y otras sustancias entren profundamente en el tejido intestinal. Allí el sistema inmunológico se encuentra con estas partículas y las marca como invasores extraños. Esto puede desencadenar reactividades de los alimentos y alergias. El sistema inmunológico también puede entrar en exceso, reclutando más células inmunológicas en la zona, lo que puede disminuir la capacidad del intestino delgado para absorber nutrientes.

Siempre que me encuentro con un paciente que es probable que tenga permeabilidad intestinal, confío en el panel de Evaluación de Barreras Intestinales Avanzadas de Laboratorios Vibrant America, que me parece invaluable. La prueba busca marcadores encontrados en la permeabilidad intestinal, como la zonulina, la histamina y los lipopolisacáridos, que indican que las bacterias han penetrado profundamente en los tejidos y que la inflamación está aumentando en el intestino delgado. Esa inflamación aumenta el riesgo de enfermedades autoinmunes, incluida la tiroiditis de Hashimoto.

Una vez que se descubre la causa de la permeabilidad intestinal, se puede diseñar un plan de tratamiento para sellar los espacios entre las células, curar el tejido intestinal, reducir la inflamación y la reactividad del sistema inmunológico. Si la permeabilidad intestinal está presente, este es un paso crucial a tomar. Afortunadamente, los profesionales de la medicina funcional tienen estas útiles herramientas a su disposición para detectar y corregir la permeabilidad intestinal.

Desequilibrio Microbiano Intestinal

La relación entre la tiroides y el tracto digestivo es complicada. Como todos los tejidos del cuerpo, las células del tracto gastrointestinal dependen de la hormona tiroidea para regular el nivel de actividad celular, también conocido como metabolismo. Con niveles bajos de hormona tiroidea, se suele asociar un tracto digestivo lento con una absorción deficiente y estreñimiento, ambos síntomas clásicos del hipotiroidismo. Pero una mirada más cercana revelará una mayor complejidad.

Cuando el microbioma intestinal está desequilibrado, con menos bacterias sanas y mayores cantidades de microbios no saludables, la condición se llama disbiosis. Cuando la disbiosis se produce en el intestino, el proceso de conversión de la tiroides en los intestinos se reduce significativamente. Algunas especies de bacterias liberan una toxina que desencadena la inflamación en los intestinos y puede propagarse a otras partes del cuerpo.

La inflamación, como he mencionado antes, puede reducir la eficacia de la conversión de la hormona tiroidea y hacer que el circuito de retroalimentación de la tiroides en el cerebro (hipotálamo y pituitaria) se vuelva menos activo. Además, se sabe que otras especies bacterianas dentro del espectro disbiótico desencadenan la autoinmunidad, en algunos casos, la tiroiditis de Hashimoto.

Mi enfoque para tratar la condición de la tiroides es mirar el panorama general de la salud. Como sabrán, el tracto digestivo, que incluye el hígado, es esencial. En la búsqueda de la causa de la baja función tiroidea, incluyendo las condiciones tiroideas autoinmunes como la tiroiditis de Hashimoto, es esencial reconocer el papel vital que juega el desequilibrio digestivo, tanto como causa como factor contribuyente, en el empeoramiento de las condiciones tiroideas.

El Papel de las Bacterias Intestinales en los Problemas de Tiroides

La investigación de la bacteria que se encuentra en el intestino grueso, conocida colectivamente como el microbioma, ha estado en curso durante años. La información más reciente indica que estas bacterias ayudan a determinar nuestra salud porque tienen un impacto masivo en la absorción de nutrientes y la regulación de las hormonas.

Además, influyen en aproximadamente el 20% de la conversión de la hormona tiroidea. Los microbios intestinales ayudan a convertir la T4 en sulfato T3, una molécula similar a la T3. Una enzima única llamada sulfatasa intestinal, que se encuentra en los tractos intestinales sanos y es producida por bacterias intestinales sanas, ayuda a convertir la sulfatasa T3 en la T3 más metabólicamente activa.

La bilis, creada por el hígado, liberada por la vesícula biliar, y que ayuda a descomponer la grasa, también influye en la conversión de la hormona tiroidea. Después de que la bilis descompone las grasas alimentarias en el intestino delgado, viaja al intestino grueso y es convertida por las bacterias en lo que se llama ácidos biliares secundarios.

Dependiendo de la salud de tu intestino, estos pueden formarse en ácidos biliares saludables cuando son convertidos por bacterias intestinales sanas o en ácidos biliares no saludables cuando las bacterias intestinales malas y la levadura han sobrepasado a las bacterias buenas. Esta distinción es importante porque los ácidos biliares secundarios sanos son necesarios para ayudar en el proceso de conversión de la tiroides.

¿Tienes Parásitos o una Infección Intestinal?

¿Sabías que las infecciones intestinales pueden ser un desencadenante de la enfermedad tiroidea autoinmune? Resulta que hay ciertas bacterias que pueden ser un desencadenante de muchas enfermedades autoinmunes, incluyendo la tiroiditis de Hashimoto y la enfermedad de hipertiroidismo, la enfermedad de Graves. Hay un número de infecciones autoinmunes desencadenantes que se encuentran en el tracto digestivo.

El proceso de un virus o una bacteria que desencadena una enfermedad autoinmune se produce a través de la mímica molecular. Según la teoría, el sistema inmunológico se confunde y ataca a las células tiroideas, confundiendo las proteínas de la superficie de estas células con la proteína de las bacterias y otros invasores microbianos. En última instancia, es un caso de identidad equivocada. Para ilustrar el proceso, daré algunos ejemplos de bacterias conocidas por causar mimetismo molecular:

- La Helicobacter pylori (H. pylori) es una bacteria que se encuentra en el estómago y que causa úlceras estomacales y ocasionalmente cáncer de estómago. También agota el ácido del estómago, lo que dificulta la digestión. El bajo nivel de ácido estomacal también puede influir en la absorción de sus suplementos y medicamentos. El mecanismo exacto no está claro, pero los estudios han encontrado repetidamente que las personas con tiroiditis autoinmune tienen el doble de probabilidades de tener una infección por H. pylori que las personas sin anticuerpos de la tiroides. Más importante aún, investigaciones posteriores encontraron una reducción en los anticuerpos TPO después de erradicar exitosamente las infecciones por H. pylori.

- La Pseudomonas aeruginosa se encuentra comúnmente en el intestino grueso y se comporta bien en un colon con un equilibrio saludable de la flora intestinal, pero puede llegar a ser bastante desagradable cuando el cuerpo experimenta un alto estrés o un trauma. De hecho, puede volverse mortal si atraviesa la pared intestinal y entra en el torrente sanguíneo. Además, se ha descubierto que Pseudomonas aeruginosa desencadena la enfermedad celíaca en aquellos que son genéticamente susceptibles, ya que contiene un alto número de enzimas que descomponen rápidamente el gluten del trigo. Estas bacterias también pueden transportar partículas de gluten a las profundidades de los tejidos del intestino delgado y, por lo tanto, pueden desencadenar la imitación molecular de la autoinmunidad de la tiroides a través de la reactividad inmunológica al gluten.

- La Klebsiella pneumoniae es otro potente desencadenante autoinmune que se ha relacionado con la espondilitis anquilosante, la enfermedad inflamatoria del intestino y la tiroiditis de Hashimoto en personas genéticamente susceptibles. No suele presentar síntomas digestivos significativos. De hecho, los síntomas más comunes reportados con el sobrecrecimiento de la klebsiella son la niebla cerebral, la fatiga y el dolor articular.

- La Yersinia enterocolitica tiene una de las asociaciones más fuertes con la tiroides autoinmune porque la TSH se une a la superficie de estas bacterias. Esto aumenta significativamente el riesgo de un ataque inmunológico a las enzimas de la peroxidasa tiroidea y la tiroglobulina porque el sistema inmunológico asociará las proteínas tiroideas con esta bacteria, otro caso de identidad equivocada.

Las Mejores Pruebas Para Parásitos e Infecciones

El análisis exhaustivo de las heces ha existido durante varias décadas y puede ser útil para determinar su salud digestiva general. Sin embargo, desde que he estado en la práctica, ha habido un cambio. El proceso ahora incluye pruebas de marcadores genéticos de microbios encontrados en el intestino.

En mi opinión, la prueba más útil es la prueba de heces GI-MAP de los laboratorios de diagnóstico. Utilizando la última tecnología de ADN, esta prueba busca cadenas de ADN de bacterias, levaduras, parásitos, gusanos y virus. Esto hace que los resultados sean aún más precisos porque el laboratorio ya no necesita cultivar microbios ni encontrar huevos de parásitos. Otro beneficio de esta tecnología es que puede determinar la gravedad de una infección.

Sobrecrecimiento Bacteriano del Intestino Delgado

¿Recuerdas que mencioné que los bajos niveles de hormona tiroidea dificultan la función intestinal? La disminución de la función digestiva conlleva una reducción de la absorción de nutrientes esenciales y un mayor tiempo de tránsito en los intestinos, lo que significa que la comida comenzará a fermentar en los intestinos. Esas son malas noticias.

En el intestino delgado, este efecto de bola de nieve puede llevar a que las bacterias colonicen un ambiente que de otra manera estaría libre de microbios. Estas bacterias, que suelen ser bacterias sanas en el intestino grueso, se alimentan de los alimentos no digeridos en el intestino delgado y prosperan allí.

Normalmente, el intestino delgado tiene mecanismos que impiden la colonización bacteriana, pero en este caso, he estado describiendo que los nervios de los intestinos no están tan activos debido a la reducción de la cantidad de hormona tiroidea que llega a los intestinos. Esta condición, comúnmente conocida como Sobrecrecimiento Bacteriano del Intestino Delgado (SIBO), es a la vez causada y un factor de exacerbación de la baja función tiroidea.

Cuando un paciente con síntomas de tiroides también experimenta síntomas de náuseas, reflujo, gases, hinchazón abdominal y estreñimiento, sospecho SIBO. Estos síntomas están asociados con el gas de hidrógeno o metano que es el producto de desecho de estas colonias de bacterias. No todo el mundo con síntomas digestivos tiene SIBO, pero a menudo vale la pena seguir investigando.

Típicamente, ordeno una prueba de aliento SIBO que indica si hay un sobrecrecimiento de bacterias en el intestino delgado. Los resultados positivos también muestran en qué parte del intestino delgado está ocurriendo esto. Sin embargo, la prueba del aliento no indica qué especies de bacterias están en el intestino delgado. Por el contrario, una prueba de heces completa le dirá qué microbios se encuentran en los intestinos, pero no dónde están localizados. Usar ambas pruebas cuando sea apropiado puede darte una clara imagen de la salud intestinal.

Síndrome de Fatiga Suprarrenal y Tiroides Baja

Las glándulas suprarrenales, que se encuentran en la parte superior de los riñones, son parte del sistema endocrino. Las adrenales producen varios tipos de hormonas. Vamos a centrarnos en el cortisol, comúnmente llamado la hormona del estrés, aunque su papel abarca algo más que el estrés. La actividad de producción de hormonas de las glándulas suprarrenales está controlada por el hipotálamo y la glándula pituitaria, otros dos componentes primarios del sistema endocrino. La interacción entre estas tres glándulas se denomina eje hipotalámico-pituitario-suprarrenal (HPA). Al igual que la relación del eje Hipotálamo-Pituitaria-Tiroideo (HPT), la producción suprarrenal está sujeta a cambios en partes del sistema endocrino. Por ejemplo, la baja actividad de la tiroides puede dar lugar a un aumento de la producción de hormonas suprarrenales como medio de compensación. Es esencial comprender el papel del cortisol en el cuerpo porque los niveles altos o bajos de cortisol pueden repercutir negativamente en varias zonas críticas del proceso de la tiroides.

Los niveles de cortisol fluctúan a lo largo del día. Siguiendo un ritmo circadiano de 24 horas, son más altos por la mañana y más bajos por la noche. El cortisol es un esteroide glucocorticoide, lo que significa que ayuda a regular los niveles de azúcar en la sangre al desencadenar la producción de glucosa (azúcar en la sangre) de las proteínas del interior del hígado. También ayuda a las células a utilizar la grasa como energía dentro de las células.

Además, el cortisol tiene un papel antiinflamatorio crucial en el cuerpo y ayuda a reducir el daño que la inflamación puede causar en el cuerpo. Las glándulas suprarrenales producirán mayores cantidades de cortisol durante los períodos de alto estrés e inflamación. Durante las emergencias, las glándulas suprarrenales liberarán una ráfaga de cortisol junto con la adrenalina como parte de la porción de "lucha o huida" del sistema nervioso. Hay consecuencias indeseables en los niveles elevados de cortisol; el efecto más notable es el aumento de peso.

Ciertas enfermedades de las glándulas suprarrenales pueden destruir la capacidad de producir cortisol (enfermedad de Addison). Ciertos crecimientos tumorales particulares pueden causar una sobreproducción de cortisol llamada síndrome de Cushing. No vamos a centrarnos en esas condiciones. En su lugar, vamos a poner nuestra vista entre estos dos extremos y mirar la disfunción suprarrenal, comúnmente llamada Síndrome de Fatiga Suprarrenal.

El Síndrome de Fatiga Suprarrenal es una condición en la que el estrés crónico y la inflamación alteran la producción de cortisol. Hay cuatro etapas distintas del Síndrome de Fatiga Suprarrenal.

Síndrome de Fatiga Suprarrenal y Estrés Crónico

Etapa 1: Reacción de Alarma

En la primera etapa, llamada reacción de alarma, el cortisol está más alto de lo normal debido al alto estrés. Al principio de la etapa, las personas suelen sentirse bastante bien, pero a menudo necesitan algún tipo de estimulante, como la cafeína, para poder empezar por la mañana. Creo que el lugar que ocupa la cafeína en la cultura moderna ilustra, al menos en parte, lo común que es la fatiga suprarrenal en la primera etapa.

La mayoría de las personas estarán en la primera etapa durante cortos períodos de gran estrés, como una mudanza, un nuevo trabajo o una emergencia. Después de que la fuente de estrés disminuya, los individuos sanos se recuperarán con el descanso.

Etapa 2 - Resistencia

Aquellos que experimentan factores de estrés continuo a menudo también experimentan síntomas exacerbados del Síndrome de Fatiga Suprarrenal (AFS). En la mayoría de los casos, los síntomas de la etapa 2 son leves con un aumento de la fatiga, que la mayoría de la gente aborda con una segunda o tercera taza de café.

El cortisol elevado aumenta el apetito y provoca antojos de azúcar. Comer en exceso, especialmente alimentos con alto contenido de carbohidratos, da lugar a la obesidad abdominal, a menudo descrita como un tipo de cuerpo "en forma de manzana". En la etapa 2, es común ver un aumento del colesterol y una presión arterial alta limítrofe porque las adrenales también producirán adrenalina (también conocida como epinefrina), que estrechará las arterias como respuesta al estrés.

Debido a que la liberación de cortisol está destinada a seguir un ritmo circadiano de 24 horas, la producción de cortisol continuamente elevada requiere más recursos de los que las glándulas suprarrenales pueden prescindir. El cuerpo robará recursos de otros sistemas para asegurar que la producción de cortisol pueda mantenerse.

Tras un período prolongado de aumento de la producción de cortisol, las glándulas suprarrenales recurren al precursor de la hormona, la pregnenolona, para seguir produciendo más cortisol. Normalmente, la pregnenolon produce varias hormonas sexuales, incluyendo la progesterona y la dehidroepiandrosterona (DHEA).

La DHEA es un precursor de la hormona sexual, capaz de producir tanto estrógeno como testosterona. El cuerpo con gusto sacrificará las hormonas sexuales para asegurar que los niveles de cortisol sean lo suficientemente altos para lidiar con la inflamación. Debido a que las glándulas suprarrenales están usando la pregnenolona para la producción de cortisol, los niveles de progesterona y DHEA comienzan a disminuir.

Comúnmente las mujeres experimentarán síntomas de baja progesterona, tales como aumento del SPM, retención de líquidos y aumento de peso, especialmente alrededor del abdomen, las nalgas y los muslos. Una persona puede permanecer en la etapa dos durante meses o incluso años mientras las glándulas suprarrenales puedan producir suficiente cortisol.

El elevado cortisol asociado con la etapa 2 comenzará a afectar la función tiroidea. Comúnmente veremos el inicio de la hormona tiroidea problemas de conversión con un aumento de la producción de T3 reversa y una reducción de la conversión a T3. Tanto el aumento de la inflamación como el cortisol producido para tratar la inflamación pueden alterar el equilibrio del hipotálamo, alterando su sensibilidad a la cantidad de hormona tiroidea circulante. Finalmente, el cortisol elevado puede precipitar la resistencia de la hormona tiroidea a nivel celular.

Muchas personas pasarán la mayor parte de sus vidas en la etapa 2 sin pasar a la etapa 3. La gente en la etapa 2 puede recuperarse con descanso extra, ejercicio, mejor manejo del estrés y cambios en los hábitos alimenticios, como la reducción del azúcar.

Etapa 3 - Agotamiento Suprarrenal

Aquellos que progresan a la etapa 3 a menudo experimentan masivos estresantes continuos. Algunas de las situaciones más comunes que provocan la etapa 3 de la Fatiga Suprarrenal incluyen el trabajo en el campo de la medicina (especialmente el trabajo en turnos largos o nocturnos), trabajos de alto estrés, como el de socorrista, y hacer malabares con las responsabilidades de la paternidad, especialmente con tres o más niños.

Para la mayoría de las personas la etapa 3 comienza cuando las glándulas suprarrenales no logran satisfacer la demanda de cortisol debido al agotamiento de nutrientes clave como la vitamina B5, la vitamina C, el zinc y el magnesio. Como resultado, los niveles de cortisol disminuyen. Posteriormente, sin suficiente cortisol para mantenerlo bajo control, los picos de inflamación asociados al estrés crónico.

Los niveles de progesterona y DHEA continúan bajando, y vemos más síntomas hormonales notables, que van desde la tensión premenstrual severa (SPM) a la baja fertilidad. Los signos de fatiga empeoran considerablemente, desde el agotamiento al final del día hasta la inmovilización completa. El insomnio, a menudo descrito como "cansado y cableado", es otro síntoma común de la etapa 3.

El peso comienza a pasar de un aumento descontrolado a una pérdida. Muchos en la etapa 3 luchan por mantener el peso, especialmente la masa muscular. La debilidad muscular crónica y la reducción de la resistencia son comunes.

La tiroides también se ve fuertemente afectada en la etapa 3 porque un bajo nivel de cortisol reducirá la conversión de la hormona tiroidea y causará una disminución de la misma actividad de los receptores celulares hormonales, lo que resulta en una menor cantidad de hormona T3 entrando y activando el metabolismo de las células.

Etapa 4 – Falla Suprarrenal

En la etapa 4, las suprarrenales y los esfuerzos reguladores del hipotálamo y la pituitaria son incapaces de hacer frente a cualquier estrés. El sistema prácticamente se ha apagado. Los síntomas de la etapa 4 son tan severos que son prácticamente indistinguibles de la enfermedad de Addison. La gente en este estado está postrada en cama y a menudo hospitalizada. Abordar todas las complicaciones de esta etapa tardía está fuera del alcance de este libro. Un endocrinólogo típicamente maneja la insuficiencia suprarrenal.

Pruebas para el Síndrome de Fatiga Suprarrenal

Los médicos convencionales suelen pedir análisis de sangre cuando buscan signos de enfermedades suprarrenales graves, como el síndrome de Addison o de Cushing. Desafortunadamente, cuando se analiza el síndrome de fatiga suprarrenal, estos análisis de sangre no son lo suficientemente sensibles para detectar los cambios que queremos rastrear.

Sin embargo, la prueba de los niveles de cortisol y DHEA en la saliva es efectiva y barata. En la comunidad de la medicina funcional, la prueba del Índice de Estrés Suprarrenal, una colección de saliva de 12 horas que mide el cortisol y la DHEA, se considera el "patrón oro" para medir el síndrome de Fatiga Suprarrenal. Durante las 12 horas, la mayoría de las pruebas recogen cuatro muestras de saliva, mañana, mediodía, tarde y noche.

Tener cuatro tiempos de recolección distintos ayuda a determinar la salud del ritmo circadiano del cortisol. Hay un rango diario establecido para los niveles de cortisol: la mañana es la más alta, con un descenso gradual hasta la tarde y la noche, en la que se observan los niveles más bajos de cortisol. La DHEA, medida en dos de las cuatro muestras, se promedia para determinar si sus niveles están donde deberían estar.

Se están popularizando otras formas de pruebas, incluyendo las pruebas suprarrenales de orina, que son especialmente útiles porque miden tanto las hormonas suprarrenales como las sexuales. A menudo utilizo la prueba D.U.T.C.H. de Precision Analitycs que utiliza muestras de orina seca para detectar desequilibrios suprarrenales y de hormonas sexuales.

Puntos Destacados del Capítulo 5

- El hígado es un importante lugar de conversión de la hormona tiroidea que se ve afectado negativamente cuando las vías de desintoxicación del hígado funcionan mal o están saturadas de toxinas. Las toxinas ambientales, la mala dieta y la inflamación pueden reducir la función hepática.

- Los trastornos digestivos pueden causar y son causados por la baja función tiroidea. La mala absorción de nutrientes es común y resulta en el empeoramiento de los síntomas.

- Las bacterias intestinales ayudan a convertir la T4 en la hormona T3 activa. Los desequilibrios o infecciones de los microbios intestinales pueden impedir este proceso.

- Ciertas especies de bacterias patógenas pueden desencadenar muchas condiciones autoinmunes, incluyendo la tiroiditis de Hashimoto. Hay pruebas avanzadas de heces que detectan estas bacterias y cualquier otro tipo de infección del tracto digestivo.

- El Síndrome de Fatiga Suprarrenal (AFS) es comúnmente desencadenado por el estrés prolongado o la inflamación. La baja función tiroidea suele empeorar por la alteración de la producción de cortisol asociada al AFS.

CAPÍTULO 6

Por Qué los Trastornos Tiroideos no se Tratan Eficazmente

La Estrecha Perspectiva de la Medicina Convencional

COMO MENCIONE ANTERIOMENTE EN LIBRO, la atención sanitaria ha hecho increíbles avances en los campos de la medicina que proporcionan tratamientos y terapias que salvan vidas. Desafortunadamente, no ha hecho avances comparables en el campo de la medicina y el tratamiento de la tiroides. La medicina convencional sólo reconoce una enfermedad asociada con la baja hormona tiroidea, el hipotiroidismo, y su único enfoque para el hipotiroidismo es proporcionar un reemplazo de la hormona tiroidea en forma de levotiroxina, que es la forma sintética de T4.

Los profesionales de la medicina convencional buscan una cosa: pruebas de que la tiroides no produce suficiente hormona tiroidea. Su respuesta es proporcionar medicamentos T4 para llenar el vacío entre lo que la tiroides puede producir y lo que el cuerpo necesita. La mayoría de los médicos no se centran en la causa de la mala función de la tiroides, e incluso si lo hacen, rara vez tienen algo que ofrecer aparte de la medicación T4.

El uso de medicamentos que sólo contienen T4 tiene sus problemas como se explica a continuación. Como han visto hasta ahora, la baja hormona tiroidea puede generar toda una serie de condiciones, cada una de las cuales requiere su propio plan de tratamiento particular. Como veremos más adelante, muchos pacientes no experimentan tantos beneficios de la medicación T4 como se esperaría. Además, dado que la mayoría de los médicos utilizan pruebas limitadas - el típico protocolo de pruebas sólo de TSH - no sólo no reconocen las otras formas de trastornos de la hormona tiroidea baja, sino que también pueden prescribir la medicación T4 a una dosis demasiado baja.

Además, el enfoque limitado de la medicina convencional para reducir la función tiroidea no tiene en cuenta las posibles deficiencias nutricionales, que pueden estar teniendo un efecto perjudicial. Permitir que tales deficiencias continúen sin ser tratadas puede comprometer la eficiencia de la medicación, ya que pueden faltar los nutrientes necesarios para convertir la T4 y para producir energía en la célula. La medicación por sí sola simplemente no es suficiente para abordar todos los factores posibles en relación con los trastornos relacionados con la tiroides.

Pensamiento Mecánico Anticuado

El acervo actual de conocimientos sobre los trastornos de la tiroides es bastante vasto, pero el modelo médico actual de disfunción tiroidea, tal como se observa en el entorno clínico típico, se basa en un concepto mecánico anticuado de la tiroides como si simplemente estuviera rota, que no reconoce la interconexión del sistema endocrino. Además, no reconoce los efectos nocivos de las enfermedades crónicas, las deficiencias nutricionales y la inflamación de la glándula tiroides, los sitios de conversión de la hormona tiroidea y la actividad celular de las hormonas tiroideas.

¿La Tiroides está Realmente "Rota"?

Esta es una pregunta fundamental, y en la mayoría de los casos, mi respuesta es no. Para ser claros, el término "roto" en relación con la tiroides implicaría que la tiroides ya no es capaz de producir la hormona tiroidea adecuada sin intervención externa. El pensamiento médico convencional es que la tiroides está efectivamente rota cuando a un paciente se le diagnostica hipotiroidismo y la conclusión es que el reemplazo de la hormona tiroidea es la mejor apuesta para una solución a largo plazo. Creo que su mejor apuesta es una mala apuesta, y aquí está el porqué:

1. <u>El tejido de la glándula tiroides es capaz de regenerar nuevas células para reemplazar las dañadas.</u> Hay límites para este crecimiento, pero es posible. Hay casos, como la extirpación quirúrgica y el daño autoinmune de la tiroides a largo plazo, en los que la tiroides tiene demasiado tejido cicatrizante para repararse a sí misma.

2. <u>El proceso autoinmune de la tiroiditis puede ser frenado, detenido y potencialmente revertido.</u> La destrucción de tejido causada por los glóbulos blancos que atacan la tiroides es la causa principal del hipotiroidismo en el mundo industrializado moderno, y se considera un "billete de ida" a la insuficiencia tiroidea por la medicina convencional. Sin embargo, siempre que se eliminen las condiciones que desencadenan la respuesta autoinmune, el proceso autoinmune se detendrá típicamente, y el proceso regenerativo de la tiroides puede comenzar. La tiroiditis de Hashimoto desencadenada por una infección intestinal es un buen ejemplo.

3. <u>La eficiencia de la tiroides</u> está sujeta a las influencias externas. La capacidad de producir hormona tiroidea puede verse afectada por el nivel de inflamación del cuerpo, la interferencia del cortisol y las deficiencias de vitaminas y minerales.

Las Limitaciones de Confiar Sólo en las Pruebas de Laboratorio de TSH

Sospeché por primera vez que algo no estaba bien con respecto a la prueba de TSH al principio de mi carrera cuando descubrí que los pacientes seguían experimentando síntomas de baja función tiroidea cuando prescribía y ajustaba la medicación para normalizar el resultado elevado del laboratorio de TSH. A medida que fui comprendiendo mejor la tiroides, amplié mis pruebas de laboratorio a una perspectiva funcional.

Más tarde en mi carrera, tuve un paciente que fue a hacerse los análisis de sangre de la tiroides que yo había ordenado (incluyendo TSH, por supuesto) una mañana alrededor de las 9 am. Estaba participando en un estudio de la tiroides en una universidad médica local que requería que le hicieran periódicamente un análisis de TSH, lo que hizo una hora después. Cuando vi los dos resultados juntos lado a lado, me quedé impresionado. ¡En 60 minutos su TSH había disminuido un 40% del rango del laboratorio!

Si la prueba de TSH era realmente la pieza fundamental de la medicina de la tiroides, como siempre se había considerado, un cambio tan significativo no debería haber ocurrido, especialmente en una hora. Entonces, ¿qué pasó en esta hora entre los dos sorteos? Ella había comido. La primera vez fue con el estómago vacío, e incluso se sintió un poco mareada después. Resulta que la investigación ha descubierto que el consumo de alimentos puede influir en su nivel de TSH.

Además, está bien establecido que la producción y excreción pituitaria de TSH cambia a lo largo del día ya que el proceso tiene su propio ritmo circadiano (24 horas). ¿Puedes adivinar cuándo la TSH es más activa? Por la noche. Los estudios encuentran que la tiroides es más activa por la noche debido a la estimulación de la pituitaria a través del aumento de la TSH. Esto tiene sentido: durante la noche el cuerpo cambia con más frecuencia al modo de reparación y reemplazo. Los niveles de TSH son más altos por la mañana y disminuyen lentamente durante el día. Esto significa que las extracciones matutinas son más precisas.

Los Problemas con la Terapia de Sólo T4

La levotiroxina es la forma sintética de la tiroxina (T4) y es el medicamento de elección para el tratamiento del hipotiroidismo en el mundo de la medicina convencional. En 2015, la levotiroxina era el medicamento más recetado en los Estados Unidos, con 21 millones de recetas ese año. Esto sugiere que un número significativo de personas parecen experimentar alivio de sus síntomas de hipotiroidismo con este medicamento.

Sin embargo, esto no es válido para todos, ya que aproximadamente entre el 25% y el 30% de las personas tratadas con levotiroxina siguen experimentando síntomas continuos de hipotiroidismo. Según mi experiencia, este porcentaje es más probable que sea de alrededor del 40%. Hay un movimiento creciente impulsado por los pacientes, incluyendo el grupo "Detenga la locura tiroidea", que se centra en abordar las limitaciones de la terapia de sólo T4

Problemas de Conversión de T4

Para muchos, la realidad difiere bastante dramáticamente de lo que escuchan sobre su tiroides en un escenario clínico típico. Varios estudios han encontrado que muchos de los pacientes en una terapia de sólo T4 tenían una hormona T3 más baja en su sangre que el grupo de control que consiste en individuos sanos que no tenían condiciones de la tiroides. Si el medicamento T4 funcionara como se prometió, se esperaría que el medicamento se convirtiera de T4 a T3 correctamente y que los niveles sanguíneos de T3 coincidieran con los de los sujetos sanos de la prueba. La investigación muestra que muchos de los sujetos de la tiroides se convertían mal, lo que explicaría los actuales síntomas de tiroides baja.

Otra justificación para usar sólo T4 es que es "más seguro" que usar T3. Gran parte de este razonamiento proviene de las investigaciones de los años 50, que sufrieron pruebas inexactas. Las nuevas investigaciones han descubierto que el medicamento T3 puede desempeñar un papel útil en el tratamiento. Es interesante notar que no hay efectos secundarios listados para la medicación T3. Los únicos síntomas que se pueden experimentar se relacionan con la ingesta excesiva, que es simple de remediar.

La TSH se Usa Para Monitorear el Reemplazo de la T4

Los síntomas continuos pueden estar relacionados con los niveles engañosos de TSH. Debido a la fluctuación de los niveles de TSH, como se ha descrito anteriormente, la dosis prescrita puede ser demasiado baja. Además, las personas en esos casos suelen ser las que tienen más probabilidades de experimentar problemas de conversión de la hormona tiroidea basados en la genética, deficiencias de nutrientes, inflamación o una combinación de dos o más de estos factores.

El Medicamento T4 Podría Desencadenar el Aumento de Peso

En mis años de trabajo con pacientes de tiroides, he notado que algunos pacientes parecen aumentar de peso cuando toman la terapia de levotiroxina (sólo T4). Mi primer pensamiento fue que no se medicaron o que la conversión de la hormona tiroidea estaba comprometida. Pero mientras investigaba más a fondo, encontré un libro del Dr. Kenneth Blanchard, titulado *Enfoque funcional del hipotiroidismo: Uniendo los tratamientos tradicionales y alternativos para el bienestar total del paciente*. En el libro, el Dr. Blanchard revela que tomar levotiroxina con el estómago vacío aumenta el hambre.

Su teoría es que cuando el medicamento T4 entra en contacto con el revestimiento del estómago, desencadena la liberación de las hormonas que regulan el hambre y el aumento de peso. El Dr. Blanchard recomienda tomar la medicación T4 con la comida. Tenga en cuenta que hacerlo puede interferir con la absorción del medicamento, pero esto se remedia fácilmente aumentando la dosis para compensar la efectividad perdida.

La T4 Puede Funcionar Mejor por la Noche

Como se mencionó anteriormente, la TSH comienza a elevarse unas 2 horas antes de que nos acostemos. A medida que la TSH se eleva, la tiroides comienza a liberar T4 para facilitar la reparación del cuerpo mientras dormimos. Es por esta razón que algunos profesionales recomiendan tomar medicación para la tiroides por la noche. Esto es especialmente pertinente si el sueño es inquieto. Muchos de los que hacen el cambio descubren que duermen mejor cuando toman su medicación T4 con la cena.

Tenga en cuenta que esto se aplica específicamente a los medicamentos que sólo contienen T4. Muchos encuentran que la T3 puede ser demasiado estimulante, comprometiendo la calidad del sueño. Por lo tanto, se sugiere que los medicamentos T3 y desecados (combinación T4/T3) se tomen por la mañana o al final de la tarde.

¿Por Qué las Enfermedades de la Tiroides son Comúnmente Pasadas por Alto?

Debido al impacto masivo que la baja hormona tiroidea puede tener en el cuerpo, los síntomas varían mucho de una persona a otra. La fatiga es el más común de los síntomas de la tiroides, pero los síntomas también incluyen ansiedad, insomnio, dolores musculares, dolor de articulaciones, retención de agua, hinchazón abdominal, dolores de cabeza y mala memoria, por nombrar algunos.

La baja función tiroidea suele diagnosticarse erróneamente como un trastorno del estado de ánimo, como la depresión, el trastorno de ansiedad o los cambios de humor. Las mujeres con una función tiroidea baja que son diagnosticadas con un trastorno del estado de ánimo son más propensas a experimentar el síndrome premenstrual (SPM), que suele ser tratado con anticonceptivos.

La fibromialgia u otros desórdenes musculares o articulares son comunes en las afecciones de la tiroides, especialmente en los trastornos de conversión de la hormona tiroidea.

Otra condición común que se observa con una baja función tiroidea es el síndrome de Raynaud en el que las arterias de la mano se contraen, cortando el suministro de sangre. El Raynaud se desencadena por la exposición al frío y se ha descrito como una "alergia al frío". No todos los que padecen el síndrome de Raynaud tienen problemas de tiroides, pero la superposición entre estas dos condiciones es significativa.

Otro excelente ejemplo de diagnóstico erróneo es el síndrome de intestino irritable (SII), una condición en la que se experimentan gases, hinchazón, calambres, estreñimiento y/o diarrea después de comer. He trabajado con pacientes que sólo pudieron superar su SII una vez que su función tiroidea fue corregida.

Mirando más de cerca la depresión, comúnmente veo pacientes que tienen condiciones obvias de tiroides bajas pero que fueron diagnosticados como deprimidos. Las pautas de diagnóstico de la depresión establecen explícitamente que otras posibles causas, como el hipotiroidismo, deben ser probadas y descartadas antes de administrar un antidepresivo. Muchos médicos tratan en el orden inverso: primero hacen una prueba con antidepresivos y luego una segunda prueba (si es que la hacen).

La medicación para la depresión tiene su lugar, y sin duda ha salvado la vida de aquellos que están realmente deprimidos. Dicho esto, es esencial descartar cualquier forma de desorden de la tiroides antes de hacer el diagnóstico de la depresión, ya que un diagnóstico adecuado es fundamental para la práctica de la medicina.

Puntos Destacados del Capítulo 6

- Los profesionales de la medicina convencional buscan una cosa: pruebas de que la tiroides no produce suficiente hormona tiroidea. Su respuesta es proporcionar medicación T4.

- El modelo clínico actual es un concepto mecánico anticuado de la tiroides como si estuviera simplemente rota, que no reconoce la interconexión del sistema endocrino.

- Las pruebas sólo de TSH no tienen en cuenta los impactos de la deficiencia de nutrientes y la inflamación dentro del sistema tiroideo. Este método de prueba se basa en el pensamiento mecanicista de la medicina convencional.

- La terapia de reemplazo de sólo T4 no logra abordar los problemas de conversión de la hormona tiroidea y a menudo resulta en una mejora parcial de los síntomas de tiroides baja.

- Los síntomas de la tiroides bajan pueden variar debido al número de sistemas del cuerpo que pueden verse afectados negativamente. La función tiroidea baja a menudo se diagnostica erróneamente como un trastorno del estado de ánimo, como la depresión, el trastorno de ansiedad o los cambios   de   humor.

CAPÍTULO 7

Cómo Hacerse las Pruebas Correctamente

Uso de Pruebas de Laboratorio Para Determinar la Función Tiroidea

COMO ESTOY TENIENDO EN CUENTA LA EVOLUCIÓN DE LA TIROIDES, ES IMPORTANTE TENER EN CUENTA que hay que probar más que la TSH al evaluar la tiroides. En este capítulo, veremos las pruebas de laboratorio de la tiroides que recomiendo y por qué estas pruebas proporcionan una imagen más clara. Además, discutiré algunos de los patrones que podría ver en los resultados de laboratorio, y algunas cosas que se deben y no se deben hacer en las pruebas, incluyendo cómo proceder si encuentra resistencia por parte de su proveedor de atención médica.

Preparación Para la Prueba

Hacerse un análisis de sangre es sencillo. Obtener resultados precisos puede ser más difícil. Hay una multitud de factores que pueden aumentar o disminuir falsamente los resultados de laboratorio de la tiroides. Aquí hay algunas pautas para maximizar la exactitud de sus resultados de laboratorio.

24 horas: Detener Toda la Biotina

La biotina, la vitamina B7, se ha convertido en un suplemento popular para ayudar a desencadenar el crecimiento del cabello. Funciona bien, y lo recomiendo frecuentemente a mis pacientes.

La desventaja es que la misma dosis que puede restaurar una cabeza llena de pelo puede causar estragos en los resultados del laboratorio de la tiroides. Esto sucede debido a la forma en que los laboratorios miden las muestras de sangre de la hormona tiroidea. Parte del proceso utiliza la biotina para medir los niveles de TSH hormonas y anticuerpos tiroideos. La cantidad de biotina que usted obtiene de los alimentos no es suficiente para influir en estas pruebas, pero las dosis más altas encontradas en estos suplementos para el crecimiento del cabello son suficientes para alterar radicalmente sus resultados.

Por ejemplo, la suplementación de biotina es probable que eleve falsamente los niveles de T4 y T3 libres y baje la TSH, ¡dando la impresión de que tienes hipertiroidismo (enfermedad de Graves) o que tu dosis es demasiado alta! Peor aún, puede elevar los anticuerpos de los receptores de TSH, lo que es otro indicador de la enfermedad de Graves. Basándose en estas falsas premisas, su médico puede reducir su medicación o diagnosticarle mal.

La solución simple es dejar de tomar cualquier suplemento que contenga biotina tres días antes de las pruebas de laboratorio de la tiroides. Para estar seguros, es mejor detenerlo antes de cualquier prueba de laboratorio, ya que las nuevas investigaciones sugieren que las dosis más altas de biotina afectan a toda una gama de pruebas de sangre. Con los deducibles tan altos como están, probablemente es mejor evitar "volver a hacer pruebas de laboratorio". Asegúrese de leer las etiquetas de los suplementos y haga una lista de los suplementos con más de 1 mg de biotina. De nuevo, la biotina es muy útil, y la uso regularmente. Asegúrese de restringir su uso alrededor de sus extracciones de sangre.

El Ayuno y la Extracción de Sangre Matutina

Muchos médicos dicen a los pacientes que el ayuno no importa cuando se examina la tiroides. Desafortunadamente, nuevas investigaciones sugieren que esto no es cierto para la prueba de TSH. En un estudio, los investigadores descubrieron que comer antes de una extracción puede disminuir la TSH hasta un 26% en comparación con una muestra de ayuno. No puedo evitar preguntarme cuántos pacientes han visto reducida su medicación debido a un resultado de TSH post-comida. Afortunadamente, los laboratorios T4 y T3 no parecen estar afectados por las comidas recientes.

Recordemos que la TSH fluctúa naturalmente durante el día ya que tiene su propio ritmo circadiano. Los estudios muestran que es más alto en la mañana y más bajo más tarde en el día. Como ya recomiendo el ayuno antes de hacerse una prueba, tiene sentido para la mayoría de la gente hacerse una prueba lo más temprano posible por la mañana. Hay algunas personas que, de acuerdo con los modelos médicos convencionales, encajarían el diagnóstico de hipotiroidismo sin ambigüedad alguna basado en pruebas tomadas por la mañana, pero se considerarían "limítrofes" según los mismos estándares basados en pruebas tomadas por la tarde.

Por supuesto, esto no sería tan relevante si estuviera viendo a un médico de medicina funcional que realiza un panel completo de tiroides, pero para aquellos de ustedes que actualmente están atascados solamente con TSH, la hora del día de su sorteo es una variable controlable que recomiendo que monitoreen

Tome su Medicamento Para la Tiroides Después de los Análisis de Sangre

Si está tomando medicamentos para la tiroides, le recomiendo que retrase la dosis de la mañana hasta después de la extracción de sangre. Es mejor estar seguro porque a medida que su medicamento es absorbido por el torrente sanguíneo, puede producir resultados de laboratorio inexactos. Esto se refiere específicamente a las pruebas de hormona tiroidea (T4 y T3) solamente.

La TSH no se ve influenciada por la medicación de la dosis matutina. Si su médico está analizando sólo la TSH (lo cual, para repetir, creo que es demasiado limitado), está bien tomar Levotiroxina (medicamento sólo para T4).

Tomar Medicamentos Sólo Para la T4

Por ejemplo, si se le receta un sintetizador (o algún otro medicamento que sólo contenga T4) y toma su medicamento a las 6 de la mañana y luego va al laboratorio para una extracción a las 8 de la mañana, se le extraerá la "dosis máxima" (altamente concentrada en la sangre) y es probable que su T4 libre se registre como demasiado alto, lo que probablemente lleve a una reducción de la potencia del medicamento. Sin embargo, si se le extrae a las 7 am, sólo una hora después de haber tomado el Synthroid, la T4 libre probablemente se registrará como normal porque la concentración de T4 aún no ha alcanzado la concentración máxima, lo que sucede entre dos y cuatro horas después de tomar el medicamento.

Tomar Medicamentos Combinados T4/T3

Los medicamentos que combinan T4/T3 incluyen toda la tiroides natural desecada, como la tiroides Armour, Nature-throid, NP thyroid, WP Tiroides, y el Tirodol sintético. El tiempo es aún más crítico cuando se toman estos medicamentos porque la TSH, la T3 y la T4 se ven afectadas, y es probable que todos los resultados del laboratorio de la tiroides sean inexactos.

Tan pronto como se toma un medicamento T4/T3, la TSH comienza a bajar inmediatamente y permanece baja durante las siguientes cinco horas. Esto se debe a la rápida acción de la T3, que inmediatamente entra en los tejidos y comienza a activar el metabolismo. Los laboratorios de T3 también cambiarán. Estarán más altos durante cuatro horas después de tomar la medicación. Al igual que el ejemplo de la medicación sólo T4 descrito anteriormente, los resultados del laboratorio T4 serán elevados hasta cuatro horas después de tomar la medicación.

En resumen: evitar resultados inexactos tomando la medicación inmediatamente después de la extracción de sangre, no antes.

El Enfoque Funcional de las Pruebas de Laboratorio de la Tiroides

La dosificación adecuada de la medicación para la tiroides requiere el control de tres aspectos clave: análisis de sangre, cambios en los síntomas y hallazgos de las pruebas (reflejos, temperatura, frecuencia del pulso). En esta sección, la atención se centra en los laboratorios que indican con mayor precisión el estado de la tiroides, además de otros laboratorios que proporcionan una clara comprensión de la salud general. Revisaré cada exámen de laboratorio y explicaré lo que significan los resultados de sus pruebas de laboratorio. También discutiré las pruebas de laboratorio que usted querrá monitorear además de las pruebas de laboratorio de tiroides. Muchas de estas pruebas adicionales se relacionan con las vitaminas y los minerales que ayudan a que la tiroides funcione correctamente.

Hormona Estimulante de la Tiroides (TSH)

La Hormona Estimulante de la Tiroides (TSH), también llamada tirotropina, es una hormona pituitaria que regula la cantidad de hormona tiroidea producida. Los resultados de la prueba de TSH pueden ser confusos. Sólo recuerde que los resultados son lo contrario de lo que la tiroides está haciendo. Así, la TSH es menor cuando hay demasiada hormona tiroidea en circulación; la TSH es mayor cuando el cuerpo necesita más producción de hormona tiroidea.

Rangos de TSH:
Rango estándar: 0.5 – 5.5 mU/L
Rango óptimo: 1.0 – 2.0 mU/L (Algunos expertos dicen que 1.8 to 3.0)

T4 Libre

Esta prueba mide la cantidad de T4 libre (no ligada) en la sangre. Tenga en cuenta que en esta forma la T4 tiene una actividad limitada. A veces esto se ordena con la TSH. Aún así, no captura la imagen completa de la tiroides. Sí que forma parte de lo que yo llamo el panel de laboratorio de la tiroides básica (junto con la TSH y la T3 libre). Este valor de laboratorio tiende a fluctuar y se ve fácilmente afectado por la medicación tiroidea (ver sección anterior).

Rangos de T4 Libre:
Rango estándar: 0.7 – 1.8 ng/dL
Rango óptimo: 1.0 – 1.5 ng/dL

T4 Total

Este exámen de laboratorio es una medición de todas las hormonas T4 en circulación, incluyendo la T4 unida a una proteína portadora y las hormonas tiroideas T4 no unidas (libres). Muchos medicamentos y suplementos pueden alterar este laboratorio afectando la capacidad de la hormona para unirse a las proteínas o para ser absorbida. Estrógeno, Lasix, hierro, aspirina, esteroides y testosterona son sólo algunos. Si el total de T4 y TSH es bajo, es apropiado sospechar que la pituitaria funciona mal.

Rangos de T4 Total:
Rango estándar: 4.5 – 12.0 ug/dL
Rango óptimo: 6.0 – 12.0 ug/dL

T3 Libre

La T3 libre es una medida de la cantidad de hormona tiroidea T3 no ligada y activa que circula en el torrente sanguíneo. La T3 no ligada puede unirse a un receptor de hormona tiroidea y activar el metabolismo celular inmediatamente. Es uno de los indicadores más importantes tanto de la conversión de la hormona tiroidea como de la disponibilidad de la misma.

Rangos de T3 Libre:
Rango estándar: 2.3 – 4.2 pg/mL
Rango óptimo: 3.2 – 4.5 pg/mL

T3 Total

La T3 total es la medición de toda la T3 en el torrente sanguíneo incluyendo la T3 libre y la T3 reversa. En la medicina convencional, esta prueba se usa más comúnmente para identificar el hipertiroidismo. En los círculos de medicina funcional, se ordena para identificar los trastornos de conversión de la hormona tiroidea. Una deficiencia de selenio puede disminuir los resultados de la prueba de T3 total.

Rangos de T3 Total:
Rango estándar: 60 – 181.0 ug/dL
Rango óptimo: 100 – 180.0 ug/dL

Anticuerpos de la tiroides

Un anticuerpo de la tiroides, o más exactamente un "anticuerpo antitiroideo", es una proteína creada por su sistema inmunológico que reconoce erróneamente su tiroides como un invasor extraño y procede a atacar partes de su tiroides con un entusiasmo normalmente reservado para el más asqueroso de los bichos. Hay muchos tipos de anticuerpos de la tiroides.

Los dos anticuerpos más comunes en la tiroiditis de Hashimoto son los anticuerpos de la peroxidasa de la tiroides (TPOAb) y los anticuerpos de la tiroglobulina (TGAb). El más comúnmente elevado de los dos tipos de anticuerpos, los anticuerpos de peroxidasa de tiroides, ataca la enzima de peroxidasa de tiroides (TPO) que ataca los átomos de yodo al componente básico de la hormona tiroidea llamada tiroglobulina. Estos anticuerpos pueden estar elevados durante años antes de la aparición del hipotiroidismo.

Anticuerpos de Peroxidasa Antitiroidea

Los anticuerpos contra la TPO están fuertemente asociados con el yodo porque el aumento del yodo en la tiroides desencadena un aumento de la producción de la enzima TPO. Alrededor del 85 al 90% de los individuos con Hashimoto tendrán elevados anticuerpos contra la TPO. Sin embargo, rara vez se prueba en entornos convencionales, incluso cuando hay hipotiroidismo. Lo más importante es que los niveles de anticuerpos de TPO por encima de 2000 aumentan el riesgo de otras enfermedades autoinmunes.

NOTA: Algunos laboratorios tienen un límite superior para los anticuerpos de TPO. Quest Diagnostics tiene un límite de 900 con su prueba de laboratorio estándar de anticuerpos de tiroides. Si sus niveles de anticuerpos de TPO han estado históricamente por encima de 900 o si está haciendo la prueba por primera vez, le recomiendo que se haga la prueba "objetiva" de anticuerpos de TPO, que le dará el número exacto.

Rangos de anticuerpos anti-TPO:
Rango estándar: Menos de 35.0 IU/mL (LabCorp) or 9.0 IU/mL (Quest y otros)
Rango óptimo: Indetectable.
Rango de Alarma: 2000.0+.

Anticuerpos de Tiroglobulina

Ligeramente menos comunes que los anticuerpos TPO, los anticuerpos de tiroglobulina (TGAb) se encuentran en el 70% de los casos de tiroiditis de Hashimoto. Los anticuerpos de tiroglobulina atacan y destruyen la tiroglobulina, que puede considerarse como la materia prima a partir de la cual se crea la hormona tiroidea.

Hay una fuerte asociación entre los altos niveles de anticuerpos de tiroglobulina y el cáncer de tiroides. Varios estudios han encontrado que aquellos mayores de 45 años con Hashimoto, nódulos tiroideos y los anticuerpos TG elevados (cualquier cosa por encima de "0") tenían un mayor riesgo de desarrollar cáncer de tiroides. Sin embargo, los anticuerpos elevados de TPO por sí solos no parecen aumentar el riesgo.

Por lo tanto, ordeno automáticamente un ultrasonido para cualquier paciente con niveles elevados de anticuerpos de tiroglobulina que tenga más de 45 años. Si encaja en esta imagen, le recomendaría que se haga un ultrasonido para estar seguros.

Rangos de anticuerpos de tiroglobulina
Rango estándar: Menos de 1.0 IU/mL
Rango óptimo: Indetectable

T3 Reversa

Presenté una mirada en profundidad a la T3 reversa (RT3) en el capítulo 3 en el que explico que la T3 reversa es una forma inutilizable de T3 que bloquea los sitios receptores de la hormona tiroidea en las células. Normalmente, la T3 reversa es creada por el cuerpo para ralentizar el metabolismo como mecanismo de defensa durante lesiones, enfermedades e inanición. Sin embargo, en nuestro mundo moderno, vemos más comúnmente la T3 reversa elevada en el estrés crónico, dietas de "choque" bajas en calorías, fatiga suprarrenal, deficiencias de nutrientes y insuficiencia hepática.

Siempre recomiendo hacer pruebas de T3 reversa, ya que puede descubrir la causa de los síntomas de tiroides baja cuando los análisis más comunes (TSH, T4 libre) vuelven a la normalidad.

Rangos de T3 Reversa:
Rango estándar: 7-25
Rango óptimo: por debajo de 10

Relación T3 Libre / T3 Reversa

Esta proporción se utiliza comúnmente como cálculo para determinar las tendencias del trastorno de conversión de la hormona tiroidea. El consenso entre los profesionales de la medicina funcional y los defensores de la tiroides es que una proporción de 20 o más es ideal. Sin embargo, un T3 libre que esté por encima del rango superior podría hacer que esta proporción se vea más saludable de lo que es. El mejor uso de esta proporción es cuando el FT3 y el RT3 están ambos dentro de los rangos estándar de laboratorio.

Relación Total T3/ T3 Reversa

Esta proporción, utilizada por los profesionales del Instituto de Medicina Funcional, tiene el mismo propósito: detectar los trastornos de conversión. En esta proporción, el ideal es 10 o más. La relación T3/rT3 total y la relación T3/rT3 libre pueden ser usadas indistintamente. Dicho esto, creo que la relación T3/rT3 total es una herramienta valiosa para rastrear la efectividad de los tratamientos de conversión de la hormona tiroidea a lo largo del tiempo y la uso a menudo en mi práctica.

Paneles de Análisis de Sangre de la Tiroides

Como he enfatizado en este libro, las pruebas de laboratorio sólo para la TSH pierden muchas variables, lo que puede llevar a un diagnóstico erróneo y a un tratamiento inadecuado. Ahora revisaremos algunos paneles de laboratorio de tiroides adicionales que le darán un cuadro de tiroides más completo.

El Panel Completo de Tiroides

Este primer panel es mejor cuando se está en modo de investigación y no se ha tenido mucho en el camino de la prueba de la tiroides aparte de la TSH o tal vez la T4 libre. A menudo pediré este panel para un nuevo paciente para darnos una línea de base de la función tiroidea. Notarán que incluyo anticuerpos tiroideos en este panel debido a lo común que es la tiroiditis de Hashimoto entre los que tienen problemas de tiroides. Este panel consistirá en:

- TSH
- T4 libre.
- T4Total
- T3 libre
- T3Total
- Globulina de fijación de la tiroides (o Globulina de fijación de hormonas sexuales)
- T3 reversa
- Anticuerpos de la Peroxidasa de la Tiroides (TPO)
- Anticuerpos de Tiroglobulina
- Inmunoglobulina estimulante de la TSH (TSI) - *Si existen síntomas de hipertiroidismo, añada a la lista la enfermedad de Graves*

Los resultados darán una imagen completa de la función tiroidea. Casi todas las posibles disfunciones de la tiroides aparecerían en esta serie de laboratorio, lo que la hace ideal como punto de entrada para descubrir la causa subyacente de los problemas de la tiroides o las presuntas condiciones de la misma.

En los paneles de tiroides disponibles directamente para los consumidores, encontrará algunas variaciones, posiblemente el índice de tiroxina libre o la captación de T3. Estos son bastante útiles y proporcionan una visión general completa.

Después de la primera prueba de tiroides completa, a menudo vuelvo a examinar a un paciente cada cuatro meses, y pido la prueba de tiroides básica (ver abajo) unas seis u ocho semanas después de la primera prueba. Por supuesto, esto es asumiendo que las pruebas vuelvan a ser relativamente normales. Volveré a hacer pruebas de laboratorio que fueron anormales en la primera ronda de pruebas.

Normalmente compruebo los anticuerpos de la tiroides cada seis meses si son positivos y anualmente si son negativos. Dado que muchos factores pueden influir en los anticuerpos, pueden fluctuar bastante. Tiendo a vigilar de cerca los anticuerpos de TPO a 2000 o más a medida que aumenta el riesgo de otras enfermedades autoinmunes.

En caso de que necesite pedir sus propias pruebas de laboratorios, he incluido una sección de recursos de laboratorio en la parte posterior del libro que proporciona información sobre los laboratorios que ofrecen servicios directos a los consumidores.

El Panel Básico de Tiroides

El panel tiroideo básico se utiliza para rastrear la efectividad de las terapias a lo largo del tiempo. Considero que esta prueba muy limitada, pero es un punto de equilibrio adecuado entre obtener información clave y mantener los costos de laboratorio manejables.

- TSH
- T3 libre
- T4 libre.
- T3 reversa

Patrones de Laboratorio de la Tiroides

Ahora que tienes un conocimiento básico de las pruebas de laboratorio de la tiroides, lo que estos laboratorios prueban, y los rangos de laboratorio funcionales y convencionales, podemos ahora poner toda esta información junta e identificar los patrones.

Por supuesto, no recomiendo que intentes manejar todo esto por tu cuenta. Esta sección está pensada como una guía para que usted consulte con respecto a las preguntas sobre sus pruebas de laboratorios de tiroides y antes de que vea a su médico para que obtenga el plan de tratamiento adecuado para usted.

Vamos a ver diferentes tipos de patrones en pruebas de laboratorio que podría ver en un panel de tiroides completo. Esto le dará una idea de lo que puede estar sucediendo con su producción de tiroides y la eficacia de sus hormonas tiroideas.

Tiroiditis de Hashimoto Temprana

En las primeras etapas de Hashimoto, el ataque autoinmune a la tiroides aún se está desarrollando. Aún no ha dañado lo suficiente la tiroides como para interrumpir la producción de hormona tiroidea hasta el punto que justifique un diagnóstico de hipotiroidismo. La mayoría de los resultados del laboratorio de la tiroides serán normales, aunque pueden ir disminuyendo gradualmente la producción de hormona tiroidea. Los anticuerpos de la tiroides suelen ser bastante altos.

- TSH: Normal o alta normalidad
- T4 (total y libre): Baja o normal
- T3 (total y libre): Baja o normal
- Anticuerpos de la tiroides: Alto o muy alto
- T3 reversa: Variado

Hipotiroidismo Primario/Tiroiditis de Hashimoto en Etapa Media

Como has aprendido en capítulos anteriores, el hipotiroidismo se diagnostica porque la tiroides no produce suficientes hormonas tiroideas para satisfacer las necesidades del cuerpo. Recuerde también que en la mayoría de los casos de hipotiroidismo el agotamiento de la hormona resulta de un ataque autoinmune a la tiroides. Típicamente, la medicación se prescribe junto con el diagnóstico.

- TSH: Alto
- T4 (total y libre): Bajo

- T3 (total y libre): Bajo
- Anticuerpos de la tiroides: Muy altos en la mayoría de los casos
- T3 reversa: Variado, generalmente bajo

Hipotiroidismo Hipofisario (Hipotiroidismo Secundario)

La pituitaria no produce suficiente TSH para cubrir las necesidades del cuerpo. Esto puede deberse a problemas en el hipotálamo o en la propia pituitaria.

- TSH: Bajo
- T4 (total y libre): Bajo
- T3 (total y libre): Bajo
- Anticuerpos de la tiroides: Variados, comúnmente ninguno
- T3 reversa: Normal o bajo

Hipotiroidismo del Hipotálamo (Hipotiroidismo Terciario)

El hipotálamo no lee con precisión los niveles de hormona tiroidea en la sangre y no puede regular adecuadamente la producción de la tiroides para atender las necesidades del cuerpo.

- TSH: Bajo
- T4 (total y libre): Bajo
- T3 (total y libre): Bajo
- Anticuerpos de la tiroides: Variados, comúnmente ninguno
- T3 reversa: Normal o bajo

Síndrome de Conversión de Hormonas Tiroideas/Deficiencia de Selenio

La producción de hormona tiroidea en la tiroides suele ser normal, pero la conversión periférica de T4 a T3 se reduce. Los niveles de T4 son normales o incluso altos debido a la mala conversión. Los niveles de T3 suelen ser bajas, y la conversión puede ser dirigida hacia la T3 reversa. La deficiencia de selenio comúnmente tendrá el mismo patrón de laboratorio.

- TSH: Normal o ligeramente elevado
- T4 (total y libre): Normal o alta
- T3 (total y libre): Bajo
- Anticuerpos de la tiroides: Variados
- T3 reversa: alta, normal o baja

Deficiencia de Yodo

Menos común desde la introducción de la sal yodada, sin embargo, sigue presente en algunos pacientes. Si hay una deficiencia severa, los laboratorios suelen parecerse a los del hipotiroidismo. Las deficiencias leves tienen más probabilidades de mostrar niveles bajos de T4.

- Normal o alta
- T4 (total y libre): Bajo
- T3 (total y libre): Baja o normal
- Anticuerpos de la tiroides: Variados
- T3 reversa: Bajo

Hipertiroidismo/Enfermedad de Graves

Las pruebas de laboratorios indican una sobreproducción de hormonas tiroideas. Los anticuerpos de la tiroides son altos. Se recomienda una prueba de laboratorio adicional (TSI) para confirmar el hipertiroidismo. La T3 reversa suele ser alta, lo que es beneficioso en este caso.

- TSH: Muy bajo
- T4 (total y libre): Alto
- T3 (total y libre): Alto
- Anticuerpos de la tiroides: Altos, incluyendo anticuerpos estimulantes de receptores de TSH (TSI)
- T3 reversa: Variado, generalmente alto

Pruebas de Laboratorio Adicionales que Vale la Pena Considerar

Otras pruebas de laboratorio son importantes para el diagnóstico adecuado de las condiciones de la tiroides. La mayoría de estas pruebas se relacionan ya sea con las deficiencias que causan o exacerban las condiciones de la tiroides o con las deficiencias que deben ser abordadas junto con la tiroides para recuperar su salud.

Vitamina D3

La vitamina D no es en realidad una vitamina, es un esteroide, lo que significa que tu cuerpo puede crearla. Sin embargo, es esencial para nuestra salud y es comúnmente baja debido a la evitación del sol, la reducción de la absorción intestinal y los factores genéticos. El uso de protector solar, aunque protege contra el cáncer de piel, ha reducido nuestra producción de vitamina D.

Si vives en el noroeste del Pacífico como yo, el sol es un bien escaso durante casi la mitad del año, y los niveles de vitamina D caen en picado durante este tiempo. Muchos recurren a los suplementos de vitamina D, lo cual es una buena idea, pero aquellos con trastornos digestivos tienen una absorción oral limitada. Las variaciones genéticas de los receptores de vitamina D pueden reducir la absorción celular de la vitamina D en las propias células.

Investigaciones recientes han descubierto que la función de la vitamina D va mucho más allá de la salud de los huesos, con la que se ha asociado desde hace mucho tiempo. La deficiencia de vitamina D está muy extendida en las personas con baja función tiroidea. Las investigaciones han descubierto que es especialmente importante en la salud de la tiroides por varias razones.

En primer lugar, la vitamina D tiene un efecto calmante en el sistema inmunológico cuando las condiciones autoinmunes como la enfermedad de Hashimoto y Grave están presentes. Algunos investigadores han sugerido que la deficiencia de vitamina D puede ser una causa de estas condiciones.

En segundo lugar, la vitamina D parece tener un papel en la regulación de la función tiroidea. Las investigaciones han descubierto que los niveles bajos de vitamina D (por debajo de 30 ng/mL) tienen un efecto adverso en la función tiroidea normal. Los sujetos de prueba con niveles de vitamina D más bajos han mostrado niveles de TSH más altos que aquellos con niveles de vitamina D normales.

Debido a que la vitamina D3 es un esteroide, puedes tener niveles tóxicos de ingesta de vitamina D. Se recomienda que compruebe sus niveles de 25-hidroxivitamina D cada tres o cuatro meses si la suplementación supera las 4000 UI diarias. El suplemento de vitamina D debe ser en forma de D3 y se absorbe mejor con otras vitaminas solubles en grasa, especialmente la vitamina K2.

Magnesio

El magnesio es un mineral que se ha agotado gradualmente en los suelos de las granjas modernas. Como resultado, el magnesio es bajo en la mayoría de las personas. Juega un papel importante en la regulación de la presión arterial y el ritmo cardíaco, relaja los músculos tensos y ayuda a la producción de T4 en la tiroides y a la conversión de T4 a T3 en los órganos. Recomiendo la prueba de Magnesio RBC sobre la prueba del suero ya que es más precisa.

Rangos de Magnesio RBC:
Rango estándar: 4.0 - 6.4 mg/dL
Rango óptimo: 6.0 - 6.5 mg/dL

Vitamina A

La vitamina A en su forma activa se llama retinol. Juega un papel importante en la función tiroidea de dos maneras distintas. Primero, la vitamina A activa el gen que regula la producción de TSH. Segundo, porque ayuda a mejorar la sensibilidad de los receptores de la hormona tiroidea a nivel celular, es una parte esencial del tratamiento de las condiciones de resistencia a la hormona tiroidea.

La vitamina A es liposoluble, lo que significa que puede ser tóxica en altos niveles. Por esta razón, recomiendo examinar la vitamina A para comprobar las deficiencias y controlar el uso continuo de la ingesta diaria terapéutica.

Rangos de Vitamina A:
Rango estándar: 38-98 mcg/dL
Rango óptimo: 68-98 mcg/dL

Panel completo de hierro

El hierro es otro mineral esencial que se utiliza en muchas funciones del cuerpo. Lo más notable es que es un componente esencial de la proteína portadora de oxígeno de los glóbulos rojos llamada hemoglobina. Alrededor del 65% del hierro en el cuerpo se encuentra dentro de la hemoglobina. La reducción de la capacidad para hacer circular el oxígeno por todo el cuerpo es una grave preocupación para la salud.

Como se ha señalado anteriormente en el capítulo 3, la deficiencia de hierro puede disminuir la función tiroidea de varias maneras. En primer lugar, puede disminuir la eficacia del hipotálamo y la pituitaria para regular la producción de la tiroides. A continuación, el hierro es necesario para producir la enzima peroxidasa tiroidea necesaria para producir la hormona tiroidea; una deficiencia de hierro puede reducir la producción de la hormona tiroidea. Además, como el hierro es crucial para el proceso de conversión de la hormona tiroidea, la falta de hierro puede ralentizarlo. Finalmente, como los receptores de la hormona tiroidea dentro de las células dependen del hierro para su correcto funcionamiento, el bajo nivel de hierro se asocia con una mayor resistencia a la hormona tiroidea.

Cuatro pruebas de laboratorio - hierro en suero, ferritina, saturación de hierro y capacidad total de fijación de hierro (TIBC) - forman un panel completo de hierro. El hierro en suero mide el hierro total que circula en la sangre. La ferritina es la forma de hierro que se almacena en el hígado. Cualquier hierro que no sea necesario para el cuerpo se almacena en el hígado para su uso posterior. La transferrina es una proteína portadora de hierro que transporta el hierro absorbido en el intestino a todo el cuerpo. El porcentaje de la transferrina que transporta el hierro se llama saturación de hierro. Típicamente, alrededor de un tercio de la transferrina está transportando hierro en un momento dado. La Capacidad Total de Fijación de Hierro (TIBC) es una medida indirecta de la cantidad de transferrina en su cuerpo.

Todas estas pruebas, excepto la ferritina, deben realizarse en ayunas. No se deben tomar suplementos de hierro durante 5 días antes de la prueba. Los rangos para estas pruebas laboratorios son los siguientes:

Rangos de Hierro en Suero:
Rango estándar: 40.0 - 160.0 ug/dL
Rango óptimo: 85.0 - 130.0 ug/dL

Rangos de Ferritina:
Rango estándar: 10.0 - 232.0 ng/mL
Rango óptimo: 50.0 - 70.0 ng/mL

Rangos de Saturación de Hierro/Transferrina :
Rango estándar: 15 - 50%

Rango óptimo: 35 - 38%

Rango de Total de Fijación de Hierro (TIBC):
Rango estándar: 250.0 - 425.0 ug/dL
Rango óptimo: 250.0 - 350.0 ug/dL

El Papel del Ultrasonido en la Tiroides

La medicina convencional utiliza el ultrasonido de la tiroides para identificar el tipo de nódulos que se encuentran durante un examen de la tiroides. La mayoría de los nódulos tiroideos son benignos, pero algunos pueden indicar un cáncer de tiroides o un pre-cáncer, ambos requieren intervención médica.

El ultrasonido de la tiroides es no invasivo e indoloro, y un radiólogo revisará las imágenes de ultrasonido para detectar cualquier cambio en el tamaño de la tiroides, el tejido y el flujo sanguíneo. Soy un gran fan de las pruebas de ultrasonido de la tiroides, ya que ayudan a rastrear los cambios en la tiroides, lo cual es especialmente importante con condiciones como la tiroiditis de Hashimoto, el hipertiroidismo (enfermedad de Graves), y el cáncer de tiroides.

Estableciendo una Línea Base de la Tiroides

Sin embargo, uso la imagen de ultrasonido de la tiroides de forma un poco diferente a la de mis homólogos convencionales. La mayoría de los médicos convencionales creen que el ultrasonido de la tiroides debe limitarse a los pacientes que tienen nódulos tiroideos palpables.

A la mayoría de mis pacientes les aconsejo que se hagan una ecografía de referencia como herramienta de detección si la tiroides no es capaz de producir hormonas tiroideas por sí misma. Este es mi razonamiento: el desarrollo de nódulos tiroideos es más probable en aquellos con tiroiditis autoinmune. Algunos de estos nódulos tiroideos pueden volverse cancerosos.

Con esta ecografía de la tiroides de referencia, puedo determinar la salud actual del tejido tiroideo, y con más ecografías, puedo seguir los cambios en la tiroides con el tiempo y tomar medidas tempranas si aparece un nódulo sospechoso.

Confirmación y Seguimiento de la Enfermedad Tiroidea Autoimmune

Como se ha mencionado en este y otros capítulos, la tiroiditis de Hashimoto es la forma más común de hipotiroidismo en el mundo industrializado. Para el 85 al 90% de los que tienen Hashimoto, la prueba de anticuerpos de la tiroides proporcionará una indicación aproximada del nivel de destrucción del tejido dentro de la tiroides. El otro 10 a 15% nunca tendrá anticuerpos tiroideos, pero tendrá destrucción de tejido tiroideo de todos modos.

Por esta razón, tiene sentido confirmar un proceso autoinmune para aquellos que no tienen anticuerpos tiroideos medibles. Basado en mi experiencia clínica, encuentro que alrededor del 10% de mis pacientes hipotiroideos con anticuerpos normales tendrán signos de destrucción de tejido con las pruebas de ultrasonido. El otro 5% experimenta conversión o resistencia de la hormona tiroidea debido a otros factores.

El nivel de anticuerpos tiroideos se correlaciona un poco con la tasa de destrucción de tejido. El uso del ultrasonido de la tiroides da una clara indicación de la extensión del daño del tejido tiroideo. Como regla, ordeno la ecografía de la tiroides cada dos años para cualquiera que tenga anticuerpos TPO alrededor de 1000 y anualmente para aquellos con anticuerpos TPO por encima de 2000.

Asegurarse de no Tener Cáncer de Tiroides

La medicina convencional reconoce ampliamente el aumento del riesgo de cáncer de tiroides entre aquellos con tiroiditis de Hashimoto. El riesgo real proviene de tener elevados anticuerpos de tiroglobulina como se mencionó anteriormente en este capítulo. El riesgo aumenta cuando los nódulos están presentes en personas mayores de 45 años.

Puntos Destacados del Capítulo 7

- Las pruebas de hormona tiroidea son sensibles al ayuno, a la medicación tiroidea y al suplemento de biotina. Por lo tanto, lo mejor es tomar el examen temprano en la mañana mientras se está en ayunas, esperando a tomar cualquier medicamento para la tiroides hasta después del análisis de sangre. Evite la ingesta de biotina durante 72 horas.

- Una prueba de tiroides completa proporciona una imagen bastante completa de su función tiroidea. Recomiendo usar los valores óptimos de laboratorio que se encuentran en este capítulo para determinar qué tan bien funciona su sistema tiroideo.

- Es posible que se necesiten más pruebas de laboratorio para evaluar el estado de los nutrientes y determinar si hay anemias.

- El ultrasonido de la tiroides es un medio económico y eficaz para detectar cambios patológicos en la glándula tiroides.

CAPÍTULO 8

Optimización de los Medicamentos Para la Tiroides

Una introducción y una breve historia de la medicación para la tiroides

AL ENTRAR EN ESTE CAPÍTULO, me gustaría abordar algunas preguntas importantes que se me hacen comúnmente en mi práctica clínica. "¿Necesito medicación para la tiroides?" "Si es así, ¿es para el resto de mi vida?" "¿Qué medicación para la tiroides funcionará mejor para mí?" "¿Cuál es mejor, la medicación para la tiroides sintética o natural?" "¿Hay alternativas a la medicación?"

En este capítulo, cada una de estas preguntas será contestada en detalle. Además, nos centraremos en los pros y los contras de los diferentes tipos de medicación para la tiroides. Explicaré cómo los rellenos de la medicación pueden causar problemas a algunos usuarios, le ayudaré a determinar cómo podría verse afectado y exploraré opciones alternativas de medicación.

La historia del tratamiento de los trastornos tiroideos se remonta a miles de años. Antiguos murales, pinturas y esculturas muestran personas con glándulas tiroides inflamadas (bocios). Se han encontrado descripciones de esta condición en escritos que se remontan al 2700 a.C. Parece que la deficiencia de yodo causó esta hinchazón masiva de la tiroides del tamaño de un pomelo.

Hay pruebas de que los médicos chinos, indios ayurvédicos y griegos conocían e intentaban tratar estas afecciones de la tiroides. Se encontró que el uso de algas marinas y otras hierbas era útil, lo que tiene sentido porque las algas marinas son muy altas en yodo. Hay indicios de que se pueden haber utilizado tejidos tiroideos animales, pero no parece haber sido una práctica común.

El uso de la tiroides animal extraída en el tratamiento del hipotiroidismo, que ganó popularidad en la década de 1890, fue un avance decisivo. En 1955, el tratamiento cambió de nuevo cuando Synthroid fue desarrollado por Abbott Laboratories. Fue el primer medicamento sintético T4 que se lanzó al mercado. Muchas marcas genéricas entraron en el mercado poco después. En la década de 1980 el uso de la medicación sólo T4 se convirtió en la forma más común de tratar el hipotiroidismo. Como terapia, funciona para muchos, pero ciertamente no para todos.

¿Necesita Medicación Para su Tiroides?

Esta es una pregunta muy importante que tiene varias respuestas. A la mayoría se les prescribe medicamento para la tiroides T4 debido a los altos niveles de TSH en el laboratorio, lo que indica que la tiroides no está produciendo hormona tiroidea como lo indica la pituitaria. A todos los efectos, este enfoque es la única opción terapéutica de la medicina convencional. Por lo general, a los que toman la medicación T4 se les dice que la tomarán por el resto de sus vidas.

Para algunos, desafortunadamente, esto es cierto, especialmente para aquellos cuyas glándulas tiroides han sido dañadas más allá de su capacidad de producir suficiente hormona tiroidea para satisfacer las necesidades del cuerpo. Un ejemplo de libro de texto de esto sería la enfermedad de la tiroides de Hashimoto en etapa tardía, en la que el tejido cicatrizante ha reemplazado la mayoría de las células productoras de tiroides. Del mismo modo, aquellos con una eliminación parcial o completa de la glándula tiroides necesitarán hormona tiroidea adicional a través de la medicación por el resto de sus vidas.

Sin embargo, hay situaciones en las que la deficiencia de hormona tiroidea puede revertirse sin necesidad de medicamentos para la tiroides tomando hierbas, vitaminas y minerales. Debido a que el tema de la nutrición no es una parte significativa del modelo médico convencional, ha sido ridiculizado e ignorado como una opción terapéutica.

No obstante, los profesionales de la medicina holística y funcional han encontrado que los nutrientes son esenciales para abordar la disfunción tiroidea en general, ya sea que el problema esté dentro de la tiroides o se produzca en los tejidos periféricos.

La mayoría de las personas con trastornos de la tiroides tienen una o más deficiencias de nutrientes. Cuando estas deficiencias se corrigen, la función tiroidea mejora enormemente. Esto incluye condiciones como los trastornos tiroideos autoinmunes en los que un sistema inmunológico hiperactivo destruye las células tiroideas. Hay que admitir que se requiere un esfuerzo concertado para revertir el proceso autoinmune en estos casos, pero es posible.

Como regla, creo que la medicación para la tiroides debe ser considerada como una solución temporal hasta que el cuerpo pueda ser recalibrado para asegurar que la hormona tiroidea trabaje óptimamente en el cuerpo de nuevo. Es mejor pensar en la medicación para la tiroides como una "medicina de triaje", una medicación que se utiliza hasta que la causa subyacente del trastorno de la tiroides se arregle. Nunca recomiendo a nadie que deje de tomar la medicación para la tiroides sin una reducción gradual de la dosis bajo una cuidadosa supervisión médica.

A continuación, veremos los medicamentos individuales, los enfoques de tratamiento y las alternativas para aquellos con alergias y sensibilidades.

¿Qué Medicamentos Funcionan Mejor?

Para muchos de mis pacientes, el medicamento sólo para T4 no alivia o elimina los síntomas de la tiroides que están experimentando. Se estima que alrededor del 70% de los que se les prescribe la terapia sólo con T4 experimentan un alivio adecuado de los síntomas de hipotiroidismo. En mi experiencia, creo que el porcentaje de alivio de los síntomas se acerca más al 60%.

Los pacientes que llegan a mi clínica suelen estar dentro del 40% de los que tienen baja función tiroidea y tienen problemas de hormona tiroidea T3. La mayoría de estos pacientes tienen profesionales de la salud que se niegan a usar los medicamentos combinados T4/T3 o descartan sus síntomas tiroideos restantes como derivados de otras condiciones.

Problemas con los Ingredientes Inactivos (También Conocidos Como Rellenos)

Uno de los problemas de estos medicamentos producidos comercialmente, ya sea que se trate de medicamentos T4 o T3, son los rellenos que constituyen la base de las tabletas. Sólo una pequeña porción de la píldora es la hormona tiroidea real; el resto consiste en aglutinantes, colorantes alimentarios artificiales y sustancias químicas que ayudan a que la píldora funcione correctamente. Cualquier número de estos agentes de relleno puede provocar una reacción alérgica o afectar la absorción en los intestinos.

Un tipo de relleno problemático es el almidón a base de gluten. No todos los almidones son a base de gluten, pero hasta el momento de escribir este libro, no hay reglas de la FDA sobre el etiquetado de los medicamentos como libres de gluten. Esto significa que las compañías farmacéuticas pueden cambiar la fuente de los rellenos de almidón a base de patatas a un almidón a base de gluten sin previo aviso.

Tengo muchos pacientes con la enfermedad celíaca, una severa alergia autoinmune al gluten (ver capítulo 9). Estos individuos no pueden tolerar el gluten en ninguna cantidad. Alrededor de la mitad de la población humana está afectada. Los índices son más bajos en los caucásicos y mucho más altos en los de ascendencia africana, asiática y judía. Se están realizando esfuerzos para exigir que en todos los medicamentos de venta con o sin receta se indique en las etiquetas la condición de "sin gluten".

Para aquellos de ustedes que tienen enfermedad celíaca, sensibilidad al gluten, o hipotiroidismo de Hashimoto, es crucial consultar con su médico y farmacéutico y explorar los recursos en línea. Uno de mis sitios favoritos es www.glutenfreedrugs.com, que es dirigido y actualizado continuamente por un farmacéutico clínico. Es un recurso valioso para cualquiera con sensibilidad al gluten o alergias. En mi consulta, siempre escribo una nota al farmacéutico indicando que sólo deben dispensar medicamentos sin gluten.

Hay que tener en cuenta que la lactosa (azúcar de la leche), a menudo utilizada en forma de monohidrato de lactosa, puede desencadenar síntomas en las personas con enfermedad celíaca y puede limitar la absorción de medicamentos en las personas con intolerancia a la lactosa. Para aquellos con enfermedad celíaca, es recomendable evitarlo estrictamente. Los pacientes con intolerancia a la lactosa pueden necesitar incrementar su dosis de medicamentos para la tiroides para compensar cualquier disminución en la absorción.

Por último, quienes son sensibles a los colorantes alimentarios artificiales deben saber que muchos de los medicamentos para la tiroides contienen uno o más colorantes alimentarios. Las tendencias del TDA/TDAH se agravan generalmente con el consumo de colorantes alimentarios artificiales. Recomiendo encarecidamente que se limite la ingesta de estos colorantes de alimentos.

¿Tiroides Sintética vs. Natural Desecada (NDT)?

Hasta cierto punto, esto es una cuestión de preferencia; cualquiera de los dos puede ser útil cuando se utiliza correctamente. Como ya se ha mencionado, los rellenos pueden ser problemáticos para algunos, lo que influirá en la elección de la medicación. Quienes siguen una dieta de base vegetal, kosher o halal tal vez deseen evitar los medicamentos que incluyen el tejido tiroideo derivado del cerdo.

La mayoría de los médicos convencionales desalientan el uso de la tiroides disecada. La razón más común es la proporción de cuatro-partes-de-t4-por-una-parte-de-t3encontrada en NDT (siglas en inglés). Esta proporción es normal para los cerdos, pero los humanos tienen una proporción de 14:1 de T4 a T3. Los detractores argumentan que la T3 en el medicamento es demasiado para el cuerpo humano.

No estoy de acuerdo. La mayoría tolera bien el NDT, siempre que la dosis satisfaga sus necesidades. Hay preocupación por el origen porcino del NDT y el riesgo de contraer la gripe porcina, pero se exageran. Ese riesgo es extremadamente bajo ya que los virus no sobreviven al proceso de purificación del NDT.

La mayoría de mis pacientes se sienten mejor tomando un medicamento que contiene una combinación de T4 y T3. La tiroides natural desecada es una opción conveniente y barata. Dicho esto, puedes esperar encontrar resistencia de la mayoría de los médicos convencionales. Le recomiendo que busque un médico naturista o de medicina funcional en su área, ya que es más probable que le prescriban NDT.

Medicamento Sintético T4 - Levotiroxina

La levotiroxina es el nombre farmacéutico del medicamento que sólo contiene T4. Los cuatro grandes nombres de marca son Levoxyl, Unithroid, Levotroid y Synthroid. Estas marcas, junto con las formas genéricas de levotiroxina, contienen la misma cantidad de T4. Lo que los hace diferentes son los rellenos utilizados. Este es un aspecto importante a considerar para aquellos con alergias alimentarias de moderadas a severas, especialmente para aquellos con enfermedad celíaca.

Synthroid fue el primer medicamento sintético T4 disponible en el mercado a finales de los años 50. Rápidamente se convirtió en el medicamento elegido por la mayoría de los médicos en los Estados Unidos y el Reino Unido, reemplazando a la hormona tiroidea natural desecada en esa época. Este cambio se debió en parte a la agresiva campaña de marketing de Abbott para convencer a los médicos de que Synthroid era la única forma de medicación de la tiroides en la que se podía confiar para que fuera pura y tuviera una cantidad consistente de medicación.

Desde entonces, muchas formas genéricas de levotiroxina han pasado a estar disponibles junto con las marcas comerciales mencionadas anteriormente. Los rellenos utilizados en la levotiroxina pueden incluir el almidón a base de gluten. Esto es común, y creo que vale la pena prestar atención si tienes tiroiditis de Hashimoto o sensibilidad al gluten.

Se ha confirmado que los siguientes medicamentos de levotiroxina no contienen gluten:

- Synthroid
- Levoxyl
- Ciertos medicamentos genéricos de levotiroxina (marcas Sigma pharma, Mylan, Lannett y Sandoz))

Tirosint

La tirosint es la forma más pura de medicamento T4, ya que sólo contiene cuatro ingredientes, el medicamento de levotiroxina y tres rellenos (gelatina, glicerina y agua). Incluso los individuos más alérgicos toleran la Tirosint. Este medicamento de fabricación suiza se fabrica en una instalación libre de alérgenos y contaminantes. Más información en su sitio web: www.tirosint.com.

He prescrito este medicamento durante varios años y ningún paciente ha tenido problemas con él. La desventaja es el precio, que en promedio es de 150 dólares al mes. Desafortunadamente, muchas compañías de seguros médicos se resisten a cubrir este medicamento en lugar de la levotiroxina genérica.

Medicamento Sintético T4/T3

Liotrix (Tirolar)

El Liotrix es un medicamento sintético que contiene tanto el medicamento T4 como el T3 en la misma proporción de 4:1 que se encuentra en la hormona tiroidea natural desecada (NDT) extraída de la tiroides del cerdo. Esta es una opción adecuada para aquellos que no pueden usar NDT. Los agentes de relleno contienen colorante artificial, lactosa y almidón de maíz.

El Tirolar es la única forma de Liotrix disponible en los EE.UU. pero no ha estado disponible debido a la escasez en el momento de escribir este libro. La <u>FDA</u> indica que este medicamento probablemente estará disponible a finales de 2018.

Medicamento Sintético T3

La Liotironina es el nombre farmacéutico del T3 sintético, sintetizado por primera vez en 1926, pero no se comercializó hasta 1956. La Liotironina es de acción rápida, con el 95% de la medicación absorbida en 4 horas. La T3 sintética es biológicamente activa y actúa inmediatamente en los tejidos del cuerpo, evitando las enzimas de conversión de la hormona tiroidea. Esto es ventajoso para aquellos que tienen problemas con la conversión de la hormona tiroidea o la resistencia a la hormona tiroidea debido a la genética, la deficiencia de nutrientes y la inflamación. La Liotironina está disponible en tabletas de 5 mcg, 25 mcg y 50 mcg.

La liotironina es segura cuando se utiliza correctamente, pero tenga en cuenta que es probable que experimente resistencia por parte de muchos profesionales. Los únicos efectos secundarios se producen cuando la dosis es demasiado alta. Los síntomas de una ingesta excesiva de T3 incluyen aceleración del pulso, dolores de cabeza, temblores, nerviosismo, problemas para dormir y sensibilidad al calor.

Es más probable que experimente efectos secundarios si tiene el síndrome de fatiga suprarrenal u otro trastorno de las glándulas suprarrenales. Las personas con diabetes necesitan vigilar su azúcar en la sangre cuidadosamente ya que los niveles de insulina y azúcar en la sangre pueden fluctuar debido a la liotironina. Tal fluctuación puede requerir el ajuste de los medicamentos para la diabetes. Finalmente, se sabe que los medicamentos T3 interactúan con más de 200 medicamentos, incluyendo medicamentos para la depresión y la ansiedad, píldoras anticonceptivas, medicamentos para la diabetes y varias vitaminas y minerales. Asegúrese de revisar con su proveedor antes de usar la liotironina.

Citomel

Fabricado por Pfizer y disponible por primera vez en 1956, Cytomel es la marca de la liotironina. Ha habido problemas con los agentes de relleno de Cytomel, que han rotado entre el gluten, la papa y el almidón de maíz, causando reacciones en aquellos con sensibilidad al gluten.

A partir de 2016, han dejado de usar el gluten y la fécula de papq y han cambiado a la fécula de maíz exclusivamente. Aún así, no hacen ninguna prueba de postproducción para el gluten, por lo que la contaminación cruzada es posible. Por esta razón, prefiero usar formas genéricas de liotironina; algunas de estas marcas están confirmadas como libres de gluten.

Liotironina

Hay muchos fabricantes de liotironina genérica. Debido a que todas las formas genéricas contienen la misma cantidad de T3, se debe prestar atención a los ingredientes inactivos para determinar qué agentes de relleno podrían ser problemáticos para los individuos sensibles. Tres fabricantes de liotironina (Mylan, Paddock y Sigmapharm) se recomiendan sobre todos los demás porque no usan gluten en sus rellenos.

De estos tres, sólo Mylan es probado para asegurar el estado libre de gluten. Las otras dos compañías no usan gluten en sus rellenos, pero tampoco realizan pruebas de postproducción. He prescrito los tres medicamentos, y mis pacientes sensibles al gluten han estado bien.

T3 de Liberación Lenta

Debido a que el T3 es tan rápido, el uso de un T3 de liberación lenta (SRT3) se ha vuelto más popular entre algunos profesionales, especialmente aquellos que utilizan el enfoque del Síndrome de Temperatura de Wilson. Esto tiene algunas ventajas sobre el medicamento estándar T3. Primero, el SRT3 elimina los efectos secundarios del T3 - sentirse nervioso y tembloroso - lo cual es especialmente útil para aquellos con condiciones suprarrenales. En segundo lugar, hay un goteo constante de T3 liberado en el torrente sanguíneo durante 12 horas, asegurando una presencia consistente de T3 en el cuerpo. Por último, este método es más conveniente para los pacientes ya que hay menos pastillas para tomar durante el día.

El T3 de liberación lenta sólo está disponible a través de las farmacias de compuestos, que fabricarán su medicación a medida. Una ventaja de este enfoque es el mayor control de los rellenos utilizados. Durante el proceso de producción, el farmacéutico crea múltiples capas de la liotironina, que luego son cubiertas por una cubierta de relleno. A medida que la capa de la cáscara se rompe, más T3 se absorbe en el torrente sanguíneo. Debido a que el T3 de liberación lenta se absorbe más lentamente, cada tableta debe contener dos veces y media la cantidad de T3 como dosis/tableta estándar de T3.

Dependiendo del enfoque de su proveedor, usted tomaría una sola tableta por la mañana o una cada 12 horas (típicamente 6 am y 6 pm). Algunos médicos critican este enfoque porque pasa por alto el ritmo natural de la hormona tiroidea del cuerpo. Sin embargo, esto es cierto en la medicación tiroidea en general. En general, la mayoría de las personas que toman SRT3 están encantadas con los resultados y encuentran que el medicamento es fácil de tomar con muy pocos de los efectos secundarios asociados con la liotironina regular.

Tiroides Natural Desecada (T4/T3)

El uso de la sustitución da finales del siglo XIX, cuando se popularizó el uso de la organoterapia, es decir, la ingestión de glándulas endocrinas de origen animal para tratar los trastornos endocrinos en los seres humanos. El uso de la glándula tiroides para tratar el hipotiroidismo se convirtió rápidamente en el estándar de atención en 1890 y sigue siendo algo popular en los círculos de la medicina alternativa. Sin embargo, la inconsistencia de la cantidad de hormona tiroidea encontrada en el extracto de tiroides crudo era un problema significativo, ya que un lote tendría demasiada tiroides y otro muy poca.

En poco tiempo, el proceso de extracción de la hormona tiroidea de la tiroides de los cerdos se convirtió en algo rutinario, y surgieron varios grandes fabricantes farmacéuticos de hormona tiroidea disecada, que suministraban a los farmacéuticos, quienes a su vez creaban medicamentos a nivel local para los pacientes. Sin embargo, todavía había algunas inconsistencias con la cantidad de hormona tiroidea que se encontraba en las tabletas. En parte, esto se debió a que la T3 no fue descubierta hasta 1952. Otro factor que complicaba era que la medición primaria era la cantidad de yodo solo.

Los fabricantes que han seguido operando desde el principio incluyen la rama farmacéutica de la empresa de empaque de carne Armour, que todavía produce la tiroides Armour. Hoy en día hay varios productores de la hormona tiroidea desecada, y todos ellos utilizan la tiroides del cerdo. Hay unos pocos extractos de tiroides crudos obtenidos de la tiroides de la carne de vacuno, todos los cuales se venden sin receta médica como suplementos. Las empresas no miden la cantidad de T4 a T3 en las tabletas producidas, por lo que no hay garantía de una dosis consistente.

¿Es Seguro Usar el NDT Con la Tiroiditis de Hashimoto?

Hay informes de que el uso de la tiroides disecada exacerba los anticuerpos de Hashimoto. Tal reacción adversa se asocia con la introducción de enzimas adicionales de TPO y tiroglobulina, lo que desencadena una mayor respuesta autoinmune.

En mi experiencia clínica, nunca he visto que los anticuerpos de nadie aumenten por tomar NDT. De hecho, he visto lo contrario: anticuerpos cayendo con el uso de NDT.

En general, la tiroides desecada es segura de usar ya que es purificada, procesada y estandarizada para contener una cantidad exacta de T4 y T3 con cada dosis. Además, el NDT incluye T2, T1 y calcitonina, aunque no se miden ni se estandarizan.

Las Diferentes Marcas de NDT

Hay cuatro marcas principales de tiroides natural desecada, Armour, NP-tiroides, Nature-tiroides y WP-tiroides. Todas están hechas de tejido tiroideo de cerdo y comparten una proporción de 4:1 de hormona tiroidea entre las marcas.

La mayoría de las tabletas vienen en varias concentraciones diferentes con "1 grano" de uso común, lo que equivale a 60 o 65 mg. Entre las marcas, 1 grano de NDT contendrá consistentemente 38 mcg de T4 y 9 mcg de T3, el resto de la tableta es de relleno. La principal diferencia entre las marcas son los agentes de relleno utilizados.

Es importante conocer los diferentes rellenos que se utilizan, especialmente si tiene alergias, ya que algunos NDT pueden contener gluten, lactosa, maíz, soja o extractos de patata.

Por ejemplo, los fabricantes de la tiroides Armour no utilizan subproductos del gluten como relleno, pero tampoco realizan ningún análisis final para garantizar el estado libre de gluten. Sus rellenos son libres de maíz, patatas y soja.

Compare esto con Nature-throid, que no tiene gluten, pero contiene una pequeña cantidad de lactosa. Hay varias otras marcas menos conocidas para elegir, pero mi preferencia es Nature-throid o WP-thyroid, ambas fabricadas por los laboratorios RLC.

Control de Rellenos Medicamentos Compuestos Para la Tiroides

A lo largo de este capítulo, he discutido los diferentes tipos de medicamentos para las tiroides disponibles en el mercado. Los rellenos de ingredientes inactivos utilizados en estos medicamentos pueden ser problemáticos para los que son sensibles, especialmente al gluten, el maíz y la lactosa. Si usted es una de estas personas, le recomiendo encarecidamente que explore los medicamentos compuestos.

Las farmacias de compuestos personalizan su medicación, evitando cuidadosamente los agentes de relleno que contienen ingredientes alergénicos. El costo es mayor que el de los medicamentos producidos comercialmente, pero creo que los beneficios y la tranquilidad valen la pena.

Tenga en cuenta que los rellenos problemáticos pueden estar en otros medicamentos que usted pueda estar tomando. Si sospecha que este es el caso, le recomiendo que revise cuidadosamente las listas de medicamentos que se encuentran en www.glutenfreedrugs.com.

Asegúrese de revisar el enlace de la "nueva lista" ya que contiene más información sobre los rellenos hechos de gluten, maíz, soja, lactosa y patata.

Si desea obtener más información sobre los medicamentos compuestos o encontrar una farmacia de compuestos, le recomiendo los Centros Profesionales de Compuestos de América (www.pccarx.com), que es una asociación profesional de más de 4000 farmacias en los Estados Unidos. Ellos proveen un directorio de farmacias de compuestos en los Estados Unidos que se puede buscar por ciudad, estado y código postal.

Para los lectores de fuera de los Estados Unidos, la Academia Internacional de Farmacéuticos Especialistas en Productos Compuestos (www.iacprx.org) ofrece un directorio internacional con farmacias en el Canadá, el Reino Unido, Australia y algunos países de América Central, Europa y Asia. Esta información también está disponible en el Apéndice de Recursos al final del libro.

Puntos Destacados del Capítulo 8

- La medicación con levotiroxina (sólo T4) a menudo no aborda completamente los síntomas del hipotiroidismo y la baja función tiroidea. Hable con su farmacéutico sobre la prescripción de levotiroxina para asegurarse de que no contenga gluten.

- La tirosint es una forma extremadamente pura de levotiroxina, una opción muy beneficiosa para quienes son muy sensibles a los rellenos.

- La Liothyronin (sólo T3) es un medicamento de acción rápida. A menudo se utiliza junto con la levotiroxina, pero puede utilizarse por sí sola. En muchas situaciones de tiroides baja, como los trastornos de conversión de la hormona tiroidea y la resistencia a la hormona tiroidea, la T3 es un componente importante para restablecer el funcionamiento adecuado.

- La T3 de liberación lenta (SRT3) es una liotironina especialmente formulada para "gotear" una cantidad consistente de T3 en el torrente sanguíneo durante un período de 12 horas. Este método elimina los síntomas en individuos altamente sensibles. Un farmacéutico de compuestos debe hacer el SRT3.

- La combinación de medicamentos T4/T3 a menudo ayuda a mejorar y estabilizar los síntomas de la tiroides baja. La tiroides natural desecada (NDT) se extrae de la glándula tiroides del cerdo y tiene una dosis estandarizada de 4:1 de T4 y T3. Recomiendo Nature-throid y WP-thyroid de los laboratorios RLC.

- Los agentes de relleno en los medicamentos pueden contener ingredientes hechos de sustancias potencialmente alergénicas, como el trigo, el maíz, la soja y la patata.

- Las personas que reaccionan a uno o más alérgenos se pueden beneficiar de la fabricación de medicamentos a medida en las farmacias de compuestos. Estos farmacéuticos especializados pueden trabajar con usted para hacer un medicamento que funcione mejor para su cuerpo.

CAPÍTULO 9

La Mejor Dieta Para la Tiroides

Principios Básicos de un Plan de Alimentación Saludable

HAY MUCHA INFORMACIÓN CONTRADICTORIA en línea sobre cuál es la mejor dieta para las personas con trastornos de la tiroides. En este capítulo, reviso algunas de las dietas más populares y discuto sus pro y sus contras con respecto a la mejora de la función tiroidea.

Antes de mirar las dietas, es esencial ver la dieta estándar americana (SAD por sus siglas en inglés) por lo que es: alta en carbohidratos, llena de grasa mala, pro- inflamatoria, con muy pocos nutrientes. Nuestra forma de comer está destruyendo nuestra salud como nunca antes.

Hoy en día tenemos acceso a más alimentos que en cualquier otro momento de la historia, pero aún así no obtenemos la dosis diaria recomendada (CDR) de vitaminas y minerales de nuestra ingesta diaria. La situación se ve aún peor si se considera que las pautas de la CDR consisten en lo mínimo, sólo lo necesario para mantener a raya las enfermedades. No se acerca a la optimización de su salud. Los nutrientes que necesitamos están disponibles para nosotros. Sólo tenemos que cambiar nuestro enfoque de la alimentación y buscar alimentos que contengan lo que necesitamos.

Afortunadamente, la dieta es una de las variables de salud que podemos controlar porque, por supuesto, elegimos lo que ponemos en nuestros cuerpos. Por lo tanto, recomiendo hacer los cambios de dieta descritos en este capítulo para ayudar a reiniciar el cuerpo y proporcionarle los nutrientes que necesita para comenzar el proceso de curación. La mayoría de los lectores tendrán una comprensión de sentido común de los alimentos saludables frente a los no saludables, así que empezaremos por ahí y construiremos un marco lógico de la dieta.

Un plan básico para una alimentación saludable

Un componente vital de una dieta saludable es enfatizar la curación, los alimentos antiinflamatorios y eliminar los alimentos alergénicos que causan inflamación. Primero, hablemos de los alimentos antiinflamatorios.

1. Verduras y frutas orgánicas
2. Carnes alimentadas solo con pasto/finalizadas
3. Pollo orgánico, de granja y huevos con alto contenido de Omega-3
4. Peces salvajes capturados
5. Granos enteros sin gluten limitados
6. Lácteos Orgánicos Limitados (Origen A2, Cabra u Oveja)
7. Legumbres

Además, a qué alimentos comer, quiero enfatizar la importancia de tener suficiente ingesta calórica. Basándome en mi experiencia clínica, he encontrado un segmento de personas con baja función tiroidea que tratan de restringir las calorías como medio para perder peso.

El control de las porciones está bien, pero aquellos que reducen significativamente la ingesta de calorías (a menudo menos de 800 calorías por día), como los que están en la dieta HCG, la dieta cetogénica, u otras dietas altamente restrictivas, bajan la función tiroidea aún más. Es mucho más importante tener una dieta saludable y baja en reactivos inflamatorios que tratar de restringir las calorías.

Vegetales y Frutas

Un montón de verduras y una cantidad moderada de fruta debería ser la piedra angular de su nueva dieta. Este es, con mucho, uno de los cambios de estilo de vida más fáciles e importantes que puede hacer para mejorar su salud. Hay muchas investigaciones que demuestran que una dieta rica en vegetales ayuda a retrasar el proceso de envejecimiento. Las verduras también pueden reducir el riesgo de enfermedades cardíacas, cáncer y demencia. Las plantas son ricas en grasas omega-3 y en vitaminas B y C, que mejoran el estado de ánimo y la resistencia al estrés. Las verduras de hoja verde como la acelga, la col rizada y las espinacas tienen altas cantidades de magnesio que pueden ayudar a reducir la presión arterial alta. La fibra de las verduras ayuda a que la motilidad intestinal funcione correctamente.

Alrededor del 40-50% de tu almuerzo y plato de cena deberían ser vegetales. Las verduras orgánicas y sin OGM son la mejor opción. Vea la sección de excepciones orgánicas si tiene un presupuesto limitado.

Intenta comer vegetales de todos los colores del arco iris para obtener más antioxidantes. Las verduras se preparan mejor al vapor o ligeramente fritas. Las verduras crudas también son una opción saludable, PERO ten cuidado con las verduras crucíferas crudas (ver la sección de abajo) ya que pueden disminuir tu función tiroidea.

Hay un par de vegetales que recomiendo eliminar: patatas y maíz. Ambos tienen poca fibra, pueden elevar el nivel de azúcar en la sangre rápidamente, y pueden ser inflamatorios (ver abajo).

Vegetales Crucíferos: Hechos y Mitos

Durante muchos años, los pacientes me han preguntado si comer vegetales crucíferos como la col rizada, el brócoli y las hojas de berza era malo para la función tiroidea. Esta idea proviene de libros nutricionales más antiguos que identificaron a estas verduras crucíferas como las causantes del bocio de la tiroides y el hipotiroidismo, además de unos pocos estudios que encontraron alguna correlación entre las dos.

Antes de seguir adelante, quiero identificar las verduras crucíferas más consumidas, que incluyen coles de Bruselas, acelgas, rúcula, bok choy, brócoli, coliflor, col rizada, col, hojas de berza, mostaza, rábanos, colinabo y soja.

Un estudio encontró que un alto consumo de estas verduras desencadena el hipotiroidismo en animales de laboratorio. Las verduras crucíferas contienen un químico basado en el azufre llamado glucosinolatos, que puede afectar a aquellos con una extrema deficiencia de yodo, especialmente cuando se comen crudas. Las preocupaciones disminuyeron cuando otro estudio encontró que comer 5 onzas de coles de Bruselas al día durante cuatro semanas no afectaba en absoluto a la tiroides. En general, la mayor parte de la investigación indica que las verduras crucíferas son seguras para comer, especialmente cuando se cocinan.

Como las verduras de hoja verde que componen la mayor parte de la familia de las crucíferas están llenas de vitaminas y minerales, recomiendo encarecidamente comerlas, pero cocinadas en lugar de crudas para minimizar cualquier riesgo. El aumento de la ingesta de verduras es vital para la recuperación de su salud. El grupo de las crucíferas es una excelente fuente de nutrientes y la fibra que las bacterias intestinales necesitan para optimizar su salud.

Vegetales Solanáceas

Hay investigaciones que indican que la familia de las verduras solanáceas puede causar inflamación en los intestinos y las articulaciones. No todo el mundo será reactivo a estos alimentos, pero cualquiera con un problema de tiroides debería considerar seriamente esta posibilidad.

Las Solanáceas incluyen patatas, tomates, berenjenas, bayas de goji, chiles y pimientos. Contienen alcaloides (glicoalcaloides y alcaloides esteroides) que se ha demostrado que causan inflamación y pueden desencadenar fugas en el intestino en aquellos con mala digestión, enfermedad celíaca y aquellos genéticamente predispuestos a la enfermedad inflamatoria intestinal. Las reacciones son a menudo más severas en los alimentos no orgánicos de las solanáceas, especialmente las patatas y los tomates.

Además, las belladonas están asociadas con dolores musculares e inflamación de las articulaciones, lo que causa dolor y rigidez. Esto puede deberse al aumento del riesgo de inflamación intestinal. En ambos casos, la permeabilidad intestinal y el aumento de la sensibilidad alimentaria / alergias se ven comúnmente.

Como hay una relación entre los trastornos de la tiroides y el tracto digestivo, creo que es una buena idea para los que tienen una función tiroidea baja eliminar temporalmente las verduras de las solanáceas de su dieta.

Normalmente, se recomienda una retirada de las solanáceas durante 30 días seguida de una cuidadosa reintroducción como prueba para determinar la reactividad. Después de los 30 días, se empieza por añadir una pequeña cantidad (aproximadamente una cucharada sopera) de una sola verdura de las solanáceas (patata o tomate, por ejemplo) durante tres cenas consecutivas. Si no se produce ninguna reacción notable, espere un día y luego añada la siguiente Solanáceas utilizando este mismo método. Continúe esto hasta que todas las verduras de Solanáceas hayan sido reintroducidas con éxito. Si no nota ninguna reacción, puede volver a añadirlas a su dieta. Sin embargo, si tiene alguna reacción, detenga la reintroducción y siga evitando las solanáceas durante al menos una semana más e inténtelo de nuevo. Si se produce una reacción por segunda vez, es mejor evitar esa verdura.

No todo el mundo reaccionará a los vegetales solanáceos. Algunos reaccionarán a una o dos de las bellotas. Otros no pueden tolerar las bellotas en absoluto y deberían evitarlas por completo. Aquellos de ustedes que se encuentran reaccionando a las bellotas necesitan leer las etiquetas cuidadosamente. Preste especial atención a la fécula de patata, que se encuentra comúnmente en los alimentos envasados.

Fruta

La fruta está llena de antioxidantes, especialmente las bayas. Recomiendo la fruta orgánica ya que muchas contienen residuos de pesticidas. Los estudios han encontrado que las frutas orgánicas tienen más nutrientes en comparación con sus contrapartes cultivadas convencionalmente.

El contenido de azúcar de la fruta puede ser una preocupación ya que la fruta puede ser alta en fructosa. Cuando se acompaña de fibra, este azúcar se absorbe lentamente en el torrente sanguíneo. En otras formas, como el zumo de fruta, la fructosa entra rápidamente en la corriente sanguínea donde es transportada al hígado para su conversión en glucosa. Mientras que la fructosa debe ser convertida primero, la glucosa es utilizable por todas las células del cuerpo.

Un hígado sano es capaz de convertir una pequeña cantidad de fructosa sin ninguna dificultad, pero las frutas con alto contenido de fructosa y poca fibra pueden abrumar al hígado. En tales casos, la fructosa se convierte en grasa almacenada en el hígado, lo que puede llevar a un aumento del colesterol y los triglicéridos. De la misma manera, el exceso de fructosa puede llevar a la resistencia a la insulina, a la obesidad e incluso a ataques de gota.

No me malinterprete, la fruta es una fuente rica en vitaminas, pero debemos ser conscientes del contenido de azúcar. En la mayoría de los casos, la fruta cruda tiene una buena proporción de fibra y azúcar. Los aguacates, las aceitunas, los limones y la mayoría de las bayas tienen una de las mejores proporciones de fibra y azúcar.

En el lado opuesto del espectro, las uvas y las fresas son altas en fructosa y bajas en fibra. Consumir 20 uvas tiene casi el mismo contenido de azúcar que beber una lata de Coca-Cola. Otras fuentes de frutas con alto contenido de azúcar son las frutas secas, las frutas enlatadas y los jugos de fruta. Como regla, el jugo de fruta debe limitarse a unas 8 a 12 onzas por semana, si no se elimina por completo.

Fibra y Microbioma

Nuestro intestino es anfitrión de trillones de microbios, metrópolis enteras de bacterias, hongos, virus y otras formas de vida microbiana, todas compitiendo por los recursos. Conocidos colectivamente como el microbioma, estos microorganismos tienen un impacto en nuestra salud que es difícil de exagerar. Aunque hay un beneficio en el uso de probióticos para fortalecer las cepas bacterianas sanas, la investigación ha encontrado que la fibra es más efectiva en la alimentación de las bacterias buenas que ya están en nuestro intestino.

La fibra se ha asociado durante mucho tiempo con la mejora de la evacuación intestinal, y su papel es incluso más significativo de lo que se pensaba. Los estudios encuentran que la fibra es la fuente de combustible de las bacterias saludables, mientras que la levadura y las bacterias dañinas prefieren nuestra alta ingesta de azúcar. Uno de estos estudios descubrió que el aumento de la fibra modificó el microbioma de las especies bacterianas asociadas con la obesidad a las que se sabe que promueven un tipo de cuerpo más delgado. Además, estos microbios amantes de la fibra producen vitaminas y juegan un papel importante en la conversión de la T4 en la hormona tiroidea activa T3.

Una de mis mayores quejas sobre la popularidad de las "dietas bajas en carbohidratos" es la falta de fibra que tan a menudo acompaña a estos enfoques. Ya estamos hambrientos de fibra en el mundo occidental, consumiendo unos 15 gramos por día, una nimiedad comparada con los 150 gramos que consumían nuestros antepasados neolíticos. Hay muchas investigaciones que muestran que nuestra menor ingesta de fibra pone en riesgo nuestro microbioma. Incluso las bacterias amigables pueden volverse contra nosotros en la desesperación cuando mueren de hambre.

Los Beneficios de los Productos Orgánicos

Comprar productos orgánicos es otra forma de mejorar tu salud. Muchos de los pesticidas utilizados en la agricultura moderna están relacionados con docenas de problemas de salud, incluyendo ciertos cánceres, síntomas de ADHD, autismo y Parkinson.

Además, los plaguicidas pueden perjudicar la tiroides, la digestión y otros sistemas orgánicos. Esto es especialmente relevante hoy en día, ya que gran parte de nuestros productos se importan de lugares donde las leyes sobre pesticidas son más laxas. Incluso el DDT, un pesticida prohibido en los EE.UU. durante años, se ha detectado en los alimentos importados.

Mientras que hay muchas ventajas para la salud al comer orgánico, ¡puede ser un poco caro! La buena noticia es que hay una excelente organización llamada Grupo de Trabajo Ambiental, (www.ewg.org) que regularmente hace pruebas a los productos para detectar residuos de pesticidas. Proporciona un informe anual llamado "Docena sucia, 15 limpia". En él, se encuentran las 12 (o más) frutas y verduras que son más dañinas cuando se producen convencionalmente. De la misma manera, se enumeran los 15 productos menos afectados por los plaguicidas. Esta guía es especialmente útil si desea comer saludablemente y está cuidando su presupuesto de alimentos.

Esta lista no debe desalentar el consumo de frutas y verduras, pero debe hacer que se desconfíe de las prácticas agrícolas actuales. El uso de productos químicos para matar las malas hierbas, microbios e insectos tiene algunos efectos secundarios no deseados. Puede minar los nutrientes del suelo y matar microbios útiles.

En la parte superior del informe de la docena sucia de 2018 están las fresas, que pueden contener hasta 20 residuos de pesticidas diferentes. Las espinacas ocupan el segundo lugar con la mayor proporción de pesticidas por peso de la lista. El DDT y las neurotoxinas conocidas están entre los residuos encontrados en las muestras de espinacas analizadas. Cada elemento de esta lista dio positivo para, al menos, un plaguicida.

EWG también tiene una aplicación para el teléfono para hacer tus compras inteligentes mucho más manejables. Lo recomiendo mucho. La lista de la Docena Sucia 2018 no ha sido publicada hasta la fecha de este libro. Los lectores de Kindle pueden esperar que esta sección se actualice a medida que haya nueva información disponible.

Lista de la Docena Sucia 2018

1. Fresa
2. Espinacas
3. Nectarinas
4. Manzanas
5. Uvas
6. Melocotones
7. Cerezas
8. Peras
9. Tomates
10. Apio
11. Patatas
12. Pimientos dulces
13. Pimientos picantes

Lista de los 15 limpios 2017

1. Aguacates
2. Maíz dulce (algunos maíces son OGM, así que ten cuidado)
3. Piñas
4. Repollo
5. Cebollas
6. Guisantes dulces (congelados)
7. Papayas (las papayas hawaianas son probablemente OGM)
8. Espárragos
9. Mangos
10. Berenjena
11. Melón de melón
12. Kiwi
13. Melón
14. Coliflor
15. Brócoli

Ya que va a comprobar las etiquetas, asegúrese de mirar el número de PLU en las pegatinas que se encuentran comúnmente en las frutas y verduras para distinguir entre orgánico y no orgánico. Esto es fácil de recordar ya que un código de 5 dígitos con 9 como prefijo se utiliza para los productos orgánicos y códigos de 4 dígitos se utilizan para los productos cultivados convencionalmente (no orgánicos).

Curiosamente, se sugirió un código de 5 dígitos con 8 como prefijo para los alimentos OGM, pero como es voluntario, ni los productores ni las tiendas han adoptado este código.

Granos

Los granos son una fuente significativa de calorías en la dieta americana estándar. Los granos altamente procesados, como el cereal, el pan y los productos horneados, constituyen la mayor parte de nuestra ingesta de granos. Algunos abogan por una estricta dieta libre de granos, que puede ser necesaria para aquellos con sistemas digestivos significativamente disfuncionales.

Sin embargo, para la mayoría de nosotros, una dieta de granos enteros orgánicos, no OGM está bien. Recomiendo evitar el gluten por las razones que se enumeran a continuación. Para aquellos con enfermedad celíaca, esto también significa evitar la avena. Otros granos como la quinua, el arroz integral, el mijo y el amaranto son generalmente bien tolerados.

El grano más consumido es el trigo, que impregna casi todos los aspectos de nuestra vida culinaria. Si alguna vez has "googleado" el trigo o el gluten, seguramente has encontrado una gran cantidad de información sobre los problemas de salud causados por el consumo de trigo, específicamente el gluten que se encuentra en este grano. En esta sección, quiero diferenciar el trigo y el gluten de la ficción.

Una Breve Historia del Trigo Moderno

Los seres humanos han cultivado y comido trigo como uno de los principales alimentos básicos de la dieta durante miles de años. Fue una piedra angular de la revolución agrícola. Es importante señalar que mientras nuestros antepasados consumían trigo, no parecían experimentar los problemas de salud que asociamos con el consumo de trigo hoy en día. Dos de los primeros investigadores en nutrición, cada uno de ellos centrado en la nutrición local y sus efectos en la salud, hicieron investigaciones entre grupos étnicos de diferentes partes del mundo.

Weston Price, un dentista, pasó tiempo entre los pueblos del Pacífico Sur y las tribus nativas del Canadá, que dependían de las dietas tradicionales. Sus observaciones de los estudiantes de una escuela llamada Instituto Mohawk, situada en la reserva de la tribu, son de particular interés. Los niños eran alimentados con una dieta de lácteos crudos de vacas alimentadas con pasto, verduras, algo de carne y pan hecho de trigo cultivado en la reserva. Los niños mostraron una salud robusta, incluyendo su salud dental, que era el enfoque principal de Price. Probó esta dieta con ratas de laboratorio. Todos los alimentados con harina blanca procesada desarrollaron enfermedades y sufrieron de obesidad y caries. El segundo grupo, alimentado con trigo entero, era saludable, no presentaba ninguno de los problemas que las otras ratas experimentaban.

De manera similar, Sir Robert McCarrison, un médico británico, pasó tiempo entre los grupos étnicos del norte de la India y se encontró con el pueblo Hunza cuya dieta consistía en granos (cebada, maíz y trigo), vegetales, algunas frutas, lácteos y ocasionalmente carne. Se sorprendió por la vitalidad y la larga vida del pueblo Hunza. Lamentablemente, su salud comenzó a decaer después de la década de 1920 con la introducción de una dieta occidental de harina blanca, azúcar, etc. Por lo tanto, hay ejemplos de personas que se desempeñan bastante bien con el trigo en sus dietas. La diferencia hasta ahora es que las dietas de trigo exitosas incluyen granos enteros, no harina blanca.

Una Mala Elección con Buenas Intenciones

En su libro, Vientre de Trigo, el Dr. William Davis atribuye gran parte de nuestros problemas de salud modernos al cultivo de trigo enano a década de 1960. Las cepas de trigo se hibridaron para tolerar mejor los pesticidas y el fertilizante sintético, lo que aumentó las cosechas de forma espectacular. Este nuevo trigo fue celebrado como una solución al problema del hambre en el mundo y, en gran medida, fue muy eficaz en este sentido. En poco tiempo, la mayor parte del trigo cultivado en los Estados Unidos y el Canadá consistía en esta nueva forma enana.

Se han revelado varios problemas con este tipo de trigo. En primer lugar, tiene muy poco valor nutritivo en comparación con sus predecesores producidos comercialmente. Esto agravó el problema preexistente de pérdida de nutrientes debido a las harinas altamente refinadas que se hicieron populares con la llegada de los rodillos de acero en la década de 1870 y el blanqueo químico en la década de 1950. Estos dos "avances" dejaron a la harina desprovista de muchos de los nutrientes que se encuentran en el salvado y el germen de trigo. Esto convirtió un alimento básico razonablemente saludable y nutritivo en un relleno calórico vacío.

El segundo problema con el trigo enano es que es un "trigo duro" que contiene más gluten que muchas de las variedades europeas. Puede que haya oído hablar de personas que son sensibles al trigo en los EE.UU. o Canadá pero que comen productos de trigo en Europa y experimentan poca o ninguna reacción. La razón es que el trigo europeo es de la variedad blanda, que contiene menos gluten. Muchas panaderías europeas todavía usan levadura de crecimiento lento y preparan los granos tradicionalmente para los productos de panadería.

Otro problema del trigo moderno es el asociado a los productos químicos pesticidas, herbicidas y fungicidas utilizados en la agricultura convencional. Según los datos recogidos por el Programa de Datos sobre Plaguicidas del Departamento de Agricultura de los Estados Unidos y compilados por la Red de Acción sobre Plaguicidas (PAN por sus siglas en ingles), hasta 16 residuos de plaguicidas diferentes que se han encontrado en la harina de trigo se han relacionado con el cáncer, la desregulación hormonal y tiroidea, los defectos de nacimiento y los efectos neurotóxicos.

Sensibilidad al Gluten no Celíaco

Tal vez has leído artículos de noticias o publicaciones en línea que afirman que la sensibilidad al gluten es un engaño masivo o una ilusión. Estos autores, un buen número de los cuales carecen de formación médica, acusan a las personas que no tienen la enfermedad celíaca pero que experimentan síntomas después de comer gluten de estar equivocados. Estos autores se equivocan. La investigación ha establecido que la Sensibilidad al Gluten No Celíaco (SGNC), una reacción adversa al gluten sin la presencia de la enfermedad celíaca es una condición legítima que afecta a personas reales.

La enfermedad celíaca es una enfermedad autoinmune hereditaria desencadenada por la exposición al gluten. Aquellos con SGNC experimentan sensibilidad al gluten debido a la permeabilidad intestinal, también conocida como "intestino permeable". En cambio, como mecanismo de defensa natural, las células que recubren la superficie interna del intestino delgado crean espacios entre las células para permitir que el líquido entre en el intestino y se lleve a los invasores. Las células, llamadas enterocitos, suelen ser una superficie impermeable, muy parecida a una falange de los antiguos soldados romanos con sus escudos estrechamente unidos, que impide que nada penetre en el tejido intestinal.

Desafortunadamente, la mayoría de nosotros tenemos un revestimiento debilitado debido a la exposición a antibióticos, antiácidos, aspirina y otros medicamentos. Como resultado, la gliadina, que es parte del gluten, puede causar y empeorar la permeabilidad intestinal, permitiendo que las partículas de gluten penetren más profundamente en el tejido. Allí el gluten es percibido por las células inmunes como algo extraño que debe ser atacado. A medida que el gluten se adentra en el tejido intestinal, puede encontrar su camino hacia el torrente sanguíneo, causando inflamación a medida que circula.

La exposición prolongada al gluten con permeabilidad intestinal causará daños en los intestinos. Es posible que el daño no sea tan grave como el que se observa en la enfermedad celíaca, pero es suficiente para desencadenar muchos de los síntomas asociados con el SGNC, como gases, hinchazón, niebla cerebral, "coma alimenticio", calambres y erupciones cutáneas. Cualquier persona con problemas de tiroides debe evitar el gluten por esta razón.

En última instancia, el gluten no es una opción de comida saludable. Nuestros antepasados estaban menos expuestos a él porque el trigo que cultivaban contenía menos gluten. Los métodos de preparación históricos limitaban aún más la exposición al gluten.

La Enfermedad Celíaca Está Creciendo

La enfermedad celíaca es una enfermedad autoinmune genética desencadenada por reacciones graves al gluten. Se estima que afecta al 1% de la población; el 97% de los que la padecen están sin diagnosticar. Desafortunadamente, esta enfermedad está creciendo rápidamente.

Un estudio innovador realizado en 2009, comúnmente llamado "Estudio de la Fuerza Aérea sobre la Celiaquía", utilizó muestras de sangre tomadas de poco más de 9.000 adultos jóvenes y saludables a finales de la década de 1940 y principios de la de 1950 que la Fuerza Aérea de los Estados Unidos tenía almacenadas en congelador desde hacía casi 60 años. Se compararon con casi 13.000 muestras recogidas en 2007-08 de aquellos que fueron emparejados por sexo y edad. El objetivo de este estudio era determinar si la enfermedad celíaca se estaba volviendo más común en los últimos 50 años. Los resultados fueron sorprendentes. Los investigadores descubrieron que las tasas de enfermedad celíaca se habían cuadruplicado entre los dos grupos de muestras.

En un estudio similar se examinó la tasa de celiaquía entre los adultos finlandeses utilizando muestras de finales del decenio de 1970 en comparación con las muestras tomadas a principios del decenio de 2000. Los investigadores encontraron que la tasa de enfermedad celíaca se había duplicado en ese tiempo. Se buscaba lo que causaba que los índices de la enfermedad celíaca aumentaran tan dramáticamente.

La enfermedad celíaca se asocia erróneamente con la aparición de la infancia temprana. Hay muchos casos de aparición temprana, pero la enfermedad celíaca puede ocurrir a cualquier edad si se tiene una predisposición genética. Si experimentas algún tipo de síntoma digestivo, te recomiendo encarecidamente que te hagas la prueba de la celiaquía antes de dejar de consumir gluten. No se pueden obtener resultados precisos con un análisis de sangre estándar si se ha estado libre de gluten durante más de un mes. Si te sientes bien comiendo sin gluten, puedes considerar completar una prueba genética de 23andme.com ya que analiza el gen HLA-DQA2, que está alterado en el 95% de los predispuestos a la enfermedad celíaca. Si tienes una alteración de este gen, es mejor evitar completamente el gluten.

Como recordatorio, el gluten se puede encontrar en el trigo, la escanda, el kamut, el farro, el durum, el bulgur, la sémola, la cebada, el centeno, el triticale y la avena. Aquellos con sensibilidad al gluten no celíaco normalmente toleran la avena sin gluten. Sin embargo, los que tienen la enfermedad celíaca deben evitar la avena, debido a la similitud entre el gluten y la proteína, avenina, que se encuentra en la avena.

Carne, Aves, Pescado y Huevos

Los cambios en la producción de vegetales, frutas y granos palidecen en comparación con los de la producción de carne, aves y huevos. Las prácticas de la industria cárnica moderna son inhumanas y entregan alimentos no saludables a su supermercado. El pescado es una opción más saludable, pero debido a la contaminación de nuestros océanos y agua dulce, los contaminantes y metales pesados contaminan nuestros mariscos. Lo que debería ser excelentes fuentes de proteínas se han vuelto dañinas para nuestros cuerpos. Sin embargo, no todo está perdido, ya que discutiremos las opciones saludables basadas en animales criados humanamente y alimentados con dietas adecuadas que constituyen fuentes de proteínas de alta calidad.

Hay mucha confusión sobre lo saludable que es comer proteínas animales. Esto depende totalmente de cómo se cría el animal y de lo que se le ha dado de comer. La carne de vacuno es un excelente ejemplo para ilustrar este tema. La mayoría de las vacas criadas en los EE. UU. son alimentadas con granos durante toda su vida. El grano es altamente inflamatorio para las vacas cuya dieta natural consiste en pasto. Comer grano les causa un aumento masivo de peso con una mayor acumulación de grasa en sus tejidos.

Carne de Res

La carne de vaca alimentada con granos tiene una alta cantidad de ácido araquidónico, una forma pro-inflamatoria de grasa omega-6 asociada con las enfermedades del corazón. Además, la carne de res alimentada con granos tiene menos vitaminas. Por otro lado, la carne de res alimentada con pasto es alta en la grasa omega-3 saludable para el corazón y tiene niveles más altos de antioxidantes, incluyendo vitamina E. Además, la carne de res alimentada con pasto tiene menos grasa en general. Muchas de las objeciones de salud asociadas con la carne de vacuno se basan en las vacas alimentadas con granos. Cuando se alimenta con pasto, la carne de res es realmente saludable para comer. La mayoría de las tiendas de alimentos saludables, incluyendo Whole Foods y varios servicios en línea, venden carne de res alimentada con pasto / terminada.

Pollo y Huevos

Vemos los mismos problemas asociados con el pollo y los huevo, pero la situación es aún peor. La avicultura comercial es extraordinariamente insalubre e inhumana. En las vastas instalaciones de las granjas industriales que dominan la producción de huevos y aves de corral en los EE.UU., decenas de millones de pollos se crían en jaulas apiladas o se agrupan en pequeños recintos. Tanto las gallinas ponedoras de huevos como los pollos criados para carne son mucho más propensos a sufrir enfermedades.

Todo esto puede evitarse comprando huevos y pollos orgánicos criados en pastos. Mi fuente favorita son los mercados de granjeros. Los granjeros participantes casi siempre crían sus animales de forma sana y sostenible. Muchos de los servicios en línea que ofrecen carne de vacuno alimentada con pasto también venden pollos y huevos orgánicos criados en pastos.

Mariscos

El pescado ha sido durante mucho tiempo una fuente saludable de proteínas. Sin embargo, con el nivel de contaminación de nuestros océanos hoy en día, el pescado a menudo contiene altos niveles de metales pesados, medicamentos y otras sustancias químicas. Se sabe que algunos peces como el atún y el pez espada contienen altos niveles de mercurio. Esto es típico de los peces con ciclos de vida más largos.

Los peces como la trucha, el salmón, las sardinas y el arenque tienen niveles mucho más bajos de mercurio debido a sus ciclos de vida más cortos. Recomiendo usar una guía de compra de mariscos como la guía de mariscos del Grupo de Trabajo Ambiental, que incluye una calculadora para determinar la cantidad segura de pescado que se puede comer por semana según la edad, el peso y el sexo.

Cerdo

He guardado la carne de cerdo para el final porque no soy un fanático del cerdo y especialmente no soy un fanático del cerdo criado en los EE.UU.

En general, el cerdo suele tener más toxinas en la carne debido a su naturaleza de carroñero. Ellos comen casi cualquier cosa, incluyendo otros cerdos. Los cerdos tienen pocas glándulas sudoríparas, lo que limita una ruta esencial de eliminación de toxinas. El tracto digestivo es otra ruta importante para liberar al cuerpo de las toxinas, que expulsa a través de las heces. La digestión de los cerdos es rápida, y eso es un problema. El corto tiempo en el que un cerdo digiere su comida impide la eliminación de toxinas de forma efectiva. Los cerdos digieren la comida en 4 horas; compárese con el proceso digestivo de 24 horas de las vacas.

Las prácticas agrícolas modernas sólo agravan los problemas inherentes a la carne de cerdo como fuente de alimento. Los cerdos son criados de forma inhumana. La mayoría están confinados en jaulas que apenas caben en sus cuerpos. En estas condiciones, es mucho más probable que sean portadores de enfermedades, que luego pueden ser transmitidas al consumidor.

La prevalencia de los antibióticos es una preocupación de salud pública porque las bacterias resistentes a los antibióticos se han vuelto más comunes. Según un estudio realizado en 2014 por investigadores de la Universidad de Iowa, los hogares que viven a menos de 2 millas de una granja de cerdos convencional tienen tres veces más probabilidades de contraer infecciones de SARM (Staphylococcus aureus resistente a la meticilina) que los que no lo hacen.

En general, no recomiendo comer cerdo por los riesgos de salud inherentes. Esto podría parecer una herejía para la comunidad paleo y ciertamente para los hipsters de Portland que parecen tener en alta estima los vaqueros ajustados, los bigotes absurdos y el tocino. Pero los problemas de calidad de la producción convencional de la carne de cerdo la convierten en una elección especialmente mala. El único momento en que se debe considerar la carne de cerdo es si se compra a un granjero local que permite a los cerdos buscar comida en los campos.

La carne es inherentemente una fuente de proteína saludable, pero debido a las prácticas agrícolas modernas y a la contaminación, ahora hay problemas de salud asociados con el consumo de carne. Debes seleccionar cuidadosamente tus proteínas animales para asegurarte de que no estás exacerbando el nivel de inflamación en tu cuerpo. Siga las pautas descritas en esta sección para ayudarle a encontrar carnes de calidad.

Azúcar, Frankenfoods, y Otros Alimentos Proinflamatorios

Hay varias categorías amplias de alimentos pro-inflamatorios. Sin embargo, lo que todos tienen en común es que desencadenan el daño de los radicales libres en la célula y alteran la producción de proteínas creadas por secciones del código genético. Esto conduce a alergias, inflamación, disminución de la absorción de nutrientes, aterosclerosis, un aumento en el riesgo de autoinmunidad y un ambiente propicio para el desarrollo de tumores.

Azúcar

Nuestra ingesta diaria de azúcar excede con creces lo que nuestro cuerpo es capaz de manejar. De hecho, desde 1822, el primer año en que se registró la ingesta de azúcar en los EE. UU., nuestros antepasados comían alrededor de 6,3 libras de azúcar por año en comparación con nuestro consumo anual actual de 105 libras en los Estados Unidos.

Históricamente, nuestra ingesta fue menor porque simplemente era más difícil adquirir azúcar. A menudo era estacional (bayas, remolacha, etc.), cara, aislada (caña de azúcar), o había un riesgo en la obtención del edulcorante (miel). Ahora que se han eliminado estas barreras, sólo el control de los impulsos se interpone entre nosotros y el azúcar.

En pocas palabras, comemos demasiado azúcar. Reducir la ingesta es fundamental para mejorar la salud. Los riesgos de salud asociados con el exceso de azúcar son la diabetes, la obesidad y el aumento de peso, pero los efectos nocivos del azúcar en el cuerpo son innumerables. Creo que el conocimiento correcto puede cambiar el comportamiento, y espero que esta información fortalezca el control de sus impulsos.

En el libro de Nancy Appleton, *"Vence el hábito del azúcar"*, ella revisó la investigación médica e hizo una lista extensa de los riesgos de salud asociados con nuestro consumo actual de azúcar. Aquí hay algunos puntos destacados de la lista. El azúcar altera el equilibrio de los minerales en el cuerpo al aumentar la inflamación intestinal y reducir la absorción, lo que lleva a deficiencias en cobre, calcio, magnesio, cromo, selenio y zinc. El azúcar también aumenta el riesgo de cáncer, incluyendo cáncer de mama, próstata, recto, colon y vesícula biliar.

Más pertinente para aquellos con condiciones de la tiroides, el azúcar altera el sistema inmunológico, aumentando la susceptibilidad a las infecciones, y exacerbando la reacción autoinmune al aumentar la inflamación.

En concreto, evitar el azúcar significa activamente no consumir las siguientes fuentes de azúcar: sacarosa (azúcar), azúcar moreno, azúcar de caña crudo, jarabe de maíz de alta fructosa (JMAF), sólidos de jarabe de maíz, dextrosa, néctar de agave (tan malo como el jarabe de maíz), malta de cebada, azúcar de remolacha (comúnmente OGM), melaza de caña, jarabe de arroz integral (alto contenido de arsénico), jugo de caña, caramelo, jarabe de algarrobo, azúcar de coco, edulcorante de maíz (OGM), fructosa cristalina, azúcar de dátil, dextrano, malta diastásica, diatasa, malta etílica, concentrados de zumo de frutas, galactosa, glucosa, azúcar invertido (azúcar de origen animal), miel, jarabe de malta, maldextrina, maltosa, jarabe de arce, jarabe de melaza, jarabe de salvado de arroz y sorgo.

Los alimentos y bebidas procesados son las fuentes más importantes de ingesta de azúcar, tanto en su contenido como en su consumo. Encuentro que el zumo de fruta y las bebidas energéticas "supuestamente saludables" tienen un contenido de azúcar que rivaliza con la gaseosa que estas bebidas pretenden sustituir.

Por ejemplo, una bebida "energética natural" cada vez más popular fabricada por Guayanki y que se encuentra en las tiendas de alimentos naturales, la gaseosa *Yerba Mate Sparkling Classic Gold,* contiene 2 gramos de azúcar por onza. Compare eso con los 3,16 gramos de azúcar por onza de Coca-Cola. ¡Caramba! Esta alternativa natural tiene casi tanta azúcar como el niño del poster de la comida chatarra. ¡Demasiado para una alternativa saludable! Esto ilustra por qué es tan importante leer las etiquetas. Hay muchas maneras en que los fabricantes disfrazan el azúcar para que se vea más saludable.

Los edulcorantes son uno de los pilares de los alimentos y bebidas procesadas. Históricamente, el azúcar, junto con la sal, se ha utilizado como conservante de alimentos. La industria alimentaria sigue utilizando el azúcar como conservante y en el proceso crea en sus consumidores una adicción persistente. Echemos un vistazo más de cerca a los alimentos procesados que alimentan esta adicción.

Alimentos procesados y envasados

No es ningún misterio por qué los alimentos procesados son tan populares. Son convenientes, y la mayoría de nosotros estamos más ocupados que nunca. No todos estos alimentos son necesariamente malos. Hay opciones saludables debido a la creciente disponibilidad de alimentos orgánicos, no OGM envasados, pero debe asegurarse de leer las etiquetas, especialmente para el azúcar, la sal y las grasas no saludables.

transgénicas hayan establecido su dominio? No hay una respuesta clara, pero es una preocupación para cualquiera que crea en el derecho del consumidor a elegir.

Dirigiendo nuestra atención a la tiroides y a la capacidad de producir energía, encontramos investigaciones que indican que el pesticida Glifosato, comúnmente conocido como Roundup, puede suponer una amenaza significativa para su salud. Los cultivos han sido modificados para tolerar este herbicida, que está destinado a matar las malas hierbas. La modificación de estos cultivos estaba destinada a reducir la cantidad de Roundup utilizada durante la temporada de cultivo, pero encontramos que se está utilizando más este producto químico y que muchos de sus usos son "fuera de etiqueta", lo que significa que los agricultores están utilizando Roundup en formas para las que el producto químico nunca fue destinado.

Los OGM siguen siendo un gran factor X. Aún no se ha demostrado su seguridad, ya que se han realizado muy pocos estudios en humanos. Las investigaciones realizadas con ratas indican que los genes de los OGM pueden causar importantes problemas de salud. Un investigador francés, Gilles-Eric Séralini, publicó un artículo en 2012 que encontró que las ratas de laboratorio alimentadas con maíz OGM desarrollaron tumores masivos en el hígado, los riñones y el tejido mamario. Por lo tanto, si usted es cauteloso sobre los riesgos potenciales para la salud, es mejor evitar los OGM. Si comes alimentos orgánicos como se recomienda, estás evitando los OGM por defecto. Puedes aprender más sobre qué alimentos están libres de OGM en la página web "Guía de compras sin OGMs"

Pesticidas, Herbicidas y Fungicidas

En las secciones anteriores, enumeré brevemente algunos de los problemas relacionados con los residuos de plaguicidas en los productos no orgánicos. Ahora me gustaría profundizar más para ampliar su comprensión. Utilizaré el término plaguicida de forma genérica en referencia a cualquiera de los productos químicos plaguicidas, herbicidas o fungicidas, a menos que mencione específicamente una de estas clases de productos químicos.

Este tema es de profunda relevancia para cualquiera que tenga hijos o esté buscando formar una familia, ya que las cuestiones de fertilidad y desarrollo se han relacionado con la exposición a los plaguicidas. La mayoría de las clases de pesticidas son problemáticas, pero señalaré las que son especialmente dañinas. Con el tiempo, destruyen nuestro suelo matando los microbios que producen valiosas vitaminas y minerales. Debido al uso generalizado de los plaguicidas, también vemos mariposas, abejas y otros insectos útiles morir en masa. Como mencioné anteriormente, asegúrese de usar la lista de productos de Docena Sucia /15 Limpios para elegir que necesita comprar con su presupuesto. Si tiene los medios, le recomiendo que compre productos orgánicos para proteger mejor el medio ambiente.

El herbicida glifosato se ha utilizado ampliamente en todo el mundo desde su introducción en el decenio de 1970. En 1996 se introdujeron los primeros cultivos de OGM tolerantes al glifosato. Esto dio lugar a un aumento espectacular del uso de este herbicida, que pasó de unos seis millones de libras a doscientas cuarenta libras utilizadas anualmente en la agricultura de los Estados Unidos en sólo treinta años. Se encontró que el glifosato era especialmente dañino para las mitocondrias, la fuente de producción de energía en la célula. Además, el glifosato parece estar relacionado con defectos de nacimiento en Argentina, donde el uso de tales químicos no está regulado.

Los estudios han encontrado correlaciones entre el uso de plaguicidas y los trastornos de la tiroides. De particular preocupación es una clase de pesticidas llamados organoclorados, que incluye el DDT. Estos pesticidas probablemente desplazan el yodo, previniendo la formación adecuada de las hormonas tiroideas. Uno de los avances más inquietantes en las prácticas agrícolas modernas es el desarrollo de una clase de plaguicidas utilizados para los cultivos de soja llamados neonicotinoides, que están vinculados a la devastación masiva de las abejas. Los neonicotinoides han sido prohibidos en Europa y en muchos países del mundo. Los neonicotinoides causan alteraciones del eje hipotalámico-pituitaria-tiroideo (HPT), lo que da lugar a una deficiente regulación de la hormona tiroidea debido a la reducción de la sensibilidad a los niveles de la tiroides en la sangre.

En conjunto, recomiendo comer alimentos orgánicos tanto como sea posible. Son buenos para su salud, su comunidad (apoyando a los agricultores locales) y su medio ambiente (apoyando las prácticas agrícolas responsables). Además, comer alimentos orgánicos ayudará a las vías de desintoxicación su hígado al reducir su carga de trabajo. Esto, a su vez, apoyará su función tiroidea.

¿Es Una Dieta de Eliminación Adecuada Para Usted?

Muchos expertos en salud recomiendan una dieta de eliminación para aquellos con tiroiditis de Hashimoto como una forma de eliminar de su dieta los alimentos inflamatorios, alergénicos y autoinmunes. En muchos aspectos, las recomendaciones dietéticas mencionadas en este capítulo incorporan elementos de una dieta de eliminación, pero con un mayor énfasis en la elección de alimentos más inteligentes.

Una dieta de eliminación puede ser una buena elección si experimenta cualquier forma de enfermedad autoinmune, dolor crónico, inflamación, problema de piel o problema digestivo. En estas situaciones, buscar la reactividad de los alimentos es un primer paso inteligente.

Hay varios tipos diferentes de dietas de eliminación, como la Whole30, Limpieza Vegana, Paleo Autoinmune, y así sucesivamente. Todas ellas se basan en la eliminación de ciertos alimentos por un período de tiempo determinado, con especial cuidado en la reintroducción de estos alimentos.

Los Fundamentos de una Dieta Antiinflamatoria/de Eliminación

En una dieta de eliminación, se restringe la ingesta a alimentos que sean poco alergénicos y se eliminan alimentos como los productos lácteos, los alimentos que contienen gluten, etc. La dieta, en esta forma restringida, dura seis semanas, seguidas de una cuidadosa reintroducción de posibles alérgenos en pequeñas cantidades para ver si desencadenan una reacción. Los alimentos reactivos suelen eliminarse de la dieta durante tres meses.

La dieta de eliminación se considera el "estándar de oro" para determinar qué alimentos están provocando la reactividad, y por lo tanto la inflamación, en su cuerpo. Las pruebas de alergia/reactividad alimentaria pueden ser útiles para encontrar alimentos específicos que son problemáticos, pero ninguna prueba es 100% perfecta. Discutiré las opciones de pruebas a continuación.

Entre las dietas más comúnmente recomendadas para aquellos con tiroiditis de Hashimoto está la dieta Paleo Autoinmune (AIP). Es similar a la dieta de eliminación descrita anteriormente. Explicaré la dieta AIP con más detalle a continuación.

Otras dietas como la Dieta de Carbohidratos Específicos, GAPS, y FODMAPs se adoptan a menudo con el mismo propósito, pero yo las considero como dietas terapéuticas para condiciones específicas. No recomiendo empezar con estas dietas. Además, no recomiendo la dieta baja en carbohidratos cetogénicas para aquellos con problemas de tiroides, ya que puede empeorar los síntomas de la tiroides. La dieta cetogénica es más útil para aquellos con trastornos convulsivos. Una dieta baja en carbohidratos modificada es útil para las personas con diabetes.

Alimentos Para Comer

Vegetales - Orgánicas, no-OGM (solanáceas excluidas)

Frutas - Todas las permitidas (excepto naranjas); comer un máximo de 2-3 porciones por día para reducir la ingesta de azúcar

Carnes - (Carne, pollo, cordero, caza, pescado) - orgánica, de granja/alimentada con pasto/de captura silvestre, criada de manera sostenible; evitar el cerdo y los mariscos.

Granos - No consumir granos de gluten (espelta, kamut, farro, durum, bulgur, sémola, cebada, centeno y triticale), ni maíz; use granos enteros orgánicos, no OGM, como mijo, arroz integral, sorgo, amaranto, trigo sarraceno y quinua; avena sin gluten - evitar si tiene enfermedad celíaca

Nueces/Semillas- Todas están bien excepto café, chocolate

Frijoles/Legumbres – Todas permitidas (excepto soya y maní)

Alternativas a los productos lácteos: - Coco, cáñamo, leche de almendras, etc. (AIP sólo permite el coco*)*

Grasas: Aguacate, aceite de aguacate, aceite de coco, aceite de oliva, lino (mejor como semilla molida ya que el aceite se vuelve rancio rápidamente)

Alimentos a Evitar

Vegetales - Vegetales solanáceas (patatas, tomates, berenjenas, pimientos, bayas de goji, pimientos y chiles)

Huevos – Eliminados ya que comúnmente son reactivos

Lácteos - Todas las formas de productos lácteos (mantequilla, queso, crema, leche, etc)

Granos - Granos de gluten (espelta, kamut, farro, durum, bulgur, sémola, cebada, centeno y triticale), maíz; (*nota: la AIP elimina todos los granos*)

Carnes - Carnes de granja, cerdo, mariscos, carnes no procesadas (salami, Boloña)

Azúcar - Evitar todos los azúcares (ver sección de azúcar arriba) y sustitutos del azúcar

Nueces/Semillas - No consumir café ni chocolate (nota: la dieta AIP elimina todas las nueces y semillas)

Frijoles/Legumbres - No soya ni maní

Alternativas a los productos lácteos - No consumir leche de soya o leche de arroz

Grasa: Evite los aceites de canola y otros aceites de semillas (excepto los mencionados anteriormente); no utilice manteca de cerdo o mantequilla.

Cómo Probar Correctamente los Slimentos Reintroducidos

La reintroducción de los alimentos es uno de los aspectos más importantes de la dieta de eliminación. Aquí es donde el trabajo de detective entra en juego. Después de seguir la dieta de eliminación durante seis semanas, se introduce un solo alimento durante tres días seguidos, y buscar los síntomas.

Generalmente, no hay un orden particular de reintroducción a menos que haya un alimento que haya sido problemático en el pasado. La mayoría de la gente prefiere reintroducir sus alimentos favoritos primero.

Debe hacer un seguimiento de los alimentos reintroducidos y de los síntomas experimentados. Los nuevos alimentos que desencadenan CUALQUIER síntoma deben ser eliminados. Una vez que los síntomas hayan cesado, introduzca el siguiente alimento. Continúe este proceso hasta que todos los alimentos saludables sean reintroducidos. Elimine cualquier alimento que sea reactivo por lo menos durante tres meses.

Puede intentar reintroducir estos alimentos reactivos de la misma manera descrita anteriormente después de tres meses. Puede haber alimentos que sean reactivos por el resto de su vida. En mi caso, los productos de leche de vaca y el gluten siguen siendo reactivos, así que los evito.

Después de completar la dieta de eliminación, construye tu dieta alrededor de los alimentos tolerados en las formas más saludables que puedas encontrar. Concéntrese en comer los alimentos más cercanos a sus formas naturales: granos enteros versus pasta o panes. Cuanto menos procesados estén los alimentos, mejor.

Use los fundamentos enumerados al principio de este capítulo como la base de una dieta saludable. Si tiene tiroiditis de Hashimoto, es prudente evitar los granos glutinosos durante la fase de reintroducción, incluso si no es reactivo.

Dieta Paleo Autoinmune

He mencionado la dieta de paleo autoinmune (AIP) varias veces hasta ahora, y vale la pena investigar más a fondo si tiene alguna condición autoinmune, especialmente la tiroiditis de Hashimoto o la enfermedad de Graves. Es la más restrictiva de todas las dietas de eliminación. Además de los alimentos típicos que se eliminan de una dieta de eliminación, esta dieta también elimina las nueces, semillas, legumbres y granos. Al igual que otras dietas de eliminación, hay una fase de reintroducción para ayudarle a aislar los alimentos que le causan problemas.

AIP: Todo Para Todos.

Un punto que me gusta compartir con los pacientes que se sienten abrumados con la dieta AIP es que esta dieta fue diseñada para todo tipo de condiciones autoinmunes. Ciertos alimentos comúnmente desencadenan enfermedades autoinmunes específicas. Ejemplos incluyen el gluten y la tiroides autoinmune, la artritis reumatoide y los productos lácteos y la diabetes tipo 1.

Puede haber alimentos superpuestos que afecten a más de una condición autoinmune, y por esta razón, la dieta AIP se centra en la eliminación de todos los posibles alimentos desencadenantes.

De los libros de cocina de Paleo Autoinmune, prefiero los de la Doctora Sarah Ballantyne., *The Paleo Approach,* y *The Healing Kitchen*, pero hay algunos buenos libros de cocina AIP y muchos recursos en línea para recetas. Otro libro de cocina popular es el de Danielle Walker *"Contra Todo Grano"*.

Seguir una dieta de eliminación, incluyendo la dieta AIP, requiere planificación y estrategia. Los aspectos a considerar incluyen nuevos hábitos de compra, eliminar los alimentos inflamables y planificar las comidas de la semana. La preparación de los alimentos es una gran parte del proceso. Muchos han encontrado que unas pocas horas bien gastadas en el fin de semana preparando todo para la semana siguiente hace el proceso mucho más manejable. Además, asegúrese de consultar a su familia antes de comenzar esta dieta.

Puntos Destacados del Capítulo 9

- Las verduras y frutas orgánicas son esenciales para mejorar la salud y deben consumirse diariamente. Algunos individuos con trastornos autoinmunes reaccionan a los vegetales solanáceos.

- Los productos petroquímicos utilizados en la agricultura convencional se han vinculado a trastornos de la tiroides y otras enfermedades. Se recomiendan los vegetales y frutas orgánicas.

- Los alimentos altamente procesados son pro-inflamatorios, tienen poco valor nutritivo y son altos en sodio y azúcar. La reducción de estos alimentos se asocia con una mejora general de la salud.

- El gluten, una proteína que se encuentra en el trigo y otros granos, está asociado con enfermedades digestivas y es un posible desencadenante de trastornos tiroideos autoinmunes.

- Una dieta de eliminación puede ser útil para eliminar los alimentos potencialmente reactivos e inflamatorios de su dieta permitiendo que su tracto digestivo se cure. La Dieta Paleo Autoinmune es una dieta popular y efectiva para aquellos con tiroiditis de Hashimoto.

CAPÍTULO 10

Los Mejores Suplementos Para los Trastornos de la Tiroides

Nutrientes Esenciales Para una Función Tiroidea Optima

EN EL CAPÍTULO 9 NOS CENTRAMOS EN MEJORAR SU DIETA para maximizar su nutrición. Sin embargo, si usted ya tiene problemas con su tiroides, es probable que necesite apoyo adicional usando vitaminas, minerales y hierbas para que se sienta mejor.

En este capítulo veremos los suplementos que puede necesitar a diario y algunas estrategias muy eficaces para ayudar a mejorar su energía y abordar otros síntomas de la tiroides en un corto período de tiempo.

Sé que esto puede ser un nuevo territorio para algunos lectores. Le recomiendo encarecidamente que trabaje con un profesional sanitario cualificado, especialmente si está tomando alguna medicación. Asegúrese de revisar el capítulo 12, donde doy recomendaciones sobre cómo encontrar a alguien que pueda guiarle a través de este proceso.

Tenga en cuenta que las vitaminas, minerales y otros suplementos que se tratan en este capítulo son sólo para fines informativos. La información proporcionada no ha sido evaluada por la Administración de Alimentos y Medicamentos, sino que se basa en investigaciones que indican los posibles beneficios de los suplementos presentados. Una vez más, recomiendo encarecidamente que se trabaje con un profesional sanitario cualificado antes de utilizar cualquiera de estos suplementos.

Los suplementos enumerados en esta sección son los que más comúnmente prescribo a mis pacientes. No representa una lista exhaustiva de todos los posibles nutrientes que podrían utilizarse en un entorno clínico.

Deficiencias Nutricionales

El estado nutricional y el apoyo son fundamentales. Una amplia gama de vitaminas y minerales ayudan a las hormonas tiroideas a funcionar correctamente en la célula, y una deficiencia en cualquiera de ellos reducirá la eficiencia de la hormona tiroidea de manera significativa. Algunos de estos nutrientes son necesarios para producir la propia hormona tiroidea, otros ayudan a la conversión de las formas inactivas a las formas activas de las hormonas tiroideas, mientras que otros ayudan a transportar la hormona tiroidea a la célula.

Por último, muchos son ingredientes críticos de los productos finales celulares que crean energía en el cuerpo, que es una de las funciones primarias de la hormona tiroidea. Cada paso en este proceso requiere una adecuada hormona tiroidea y las vitaminas y minerales necesarios para asegurar que el cuerpo tenga la energía para funcionar normalmente.

Muchos profesionales no consideran que cuando sus pacientes toman el reemplazo de la hormona tiroidea -medicamentos T4 y/o T3- aumentará la necesidad de nutrientes esenciales para los productos finales celulares del metabolismo porque, con la medicación, se aceleran los procesos químicos.

La mayoría asume que una dieta saludable asegura que todos estos nutrientes se absorban y estén disponibles para que esto suceda. Esta es una suposición falsa, y es mi experiencia que aquellos que inicialmente ven una mejora en los síntomas con la medicación para la tiroides, pero que luego recaen después de un mes o dos, no están obteniendo los nutrientes necesarios para hacer los productos químicos que, a su vez, producen energía en la célula.

Cómo Identificar las Necesidades de Nutrientes

A lo largo de este capítulo, hablaré de los nutrientes más útiles para cada uno de los diferentes trastornos de la tiroides y las condiciones asociadas que se tratan en este libro. Pero antes de continuar, repasaremos algunos puntos importantes sobre el uso de estos nutrientes. En primer lugar, no todos necesitarán todos los nutrientes enumerados en esta sección para mejorar su salud. En segundo lugar, muchos de los nutrientes deben ser monitoreados a través de pruebas de laboratorio para asegurar que usted está absorbiendo los nutrientes adecuadamente y que las cantidades excesivas no están inhibiendo otros nutrientes.

Pruebas de Laboratorio Avanzadas

La mejor manera de identificar la deficiencia de nutrientes es a través de pruebas exhaustivas. Muchas deficiencias pueden ser descubiertas a través de pruebas estándar. Sin embargo, creo que el uso de pruebas avanzadas, como las pruebas de ácidos orgánicos, es mucho más completo y preciso.

Mencioné brevemente la prueba de laboratorio de ácidos orgánicos en el capítulo 5 en relación con la comprobación de la eficacia de las vías de desintoxicación del hígado. La prueba de los ácidos orgánicos, sin embargo, ofrece mucho más. Uno de los aspectos más útiles de esta prueba es que determina lo bien que las mitocondrias de las células están produciendo energía. Es un beneficio profundo ya que puede mostrarnos, aunque indirectamente, lo bien que la hormona tiroidea está influyendo en la producción de energía.

Además, esta prueba puede identificar deficiencias específicas de nutrientes, incluyendo la absorción celular de vitaminas. Los análisis de sangre típicos, como los niveles de vitamina B12 en la sangre, indican la absorción de la vitamina de los intestinos en el torrente sanguíneo, pero no indican si la B12 está entrando en la célula. La prueba de ácidos orgánicos proporciona esta información. El uso de un panel de ácidos orgánicos es extremadamente útil para optimizar su salud. Me ha ayudado a descubrir necesidades nutricionales adicionales que, al ser atendidas, ayudaron a acelerar la recuperación de mis pacientes.

Dos laboratorios de medicina funcional ofrecen el panel de ácidos orgánicos, Diagnósticos Genova y Laboratorios Great Plains. Ambos laboratorios requieren que un médico con licencia ordene la prueba. La información de contacto de estos laboratorios se incluye en el Apéndice A: Recursos de la prueba.

Haciendo la TSH y Apoyar la Función Pituitaria

Antes de que podamos empezar a discutir la creación de la hormona tiroidea, primero debemos dirigir nuestra atención a la producción de la hormona estimulante de la tiroides (TSH) en la pituitaria. La TSH es una proteína que requiere una serie de nutrientes para asegurar la producción y el funcionamiento normal. En esta sección, revisaremos estos nutrientes. Convenientemente, muchos de estos nutrientes se superponen con otros aspectos de la función tiroidea.

Magnesio

El magnesio juega un papel esencial en la liberación de muchas de las hormonas que la pituitaria libera y la TSH no es una excepción. Una deficiencia de magnesio reducirá la producción de TSH, resultando en una reducción de la función tiroidea.

Una deficiencia significativa de magnesio puede tener la apariencia de una falla parcial de la pituitaria. Varias hormonas reguladoras clave que produce la pituitaria serán deficientes. Esto se manifiesta principalmente como una reducción de la función suprarrenal y de la tiroides. El magnesio se controla mejor probando el contenido de magnesio en los glóbulos rojos.

Hay dos formas de magnesio que prescribo para ayudar a mejorar las reservas de magnesio en el cuerpo. El citrato de magnesio ayuda a aliviar el estreñimiento y se suele tomar en una dosis de 400 a 600 mg al día. Asegúrese de comenzar con una dosis baja para prevenir la diarrea. El glicinato de magnesio es mejor para aquellos que no necesitan el efecto laxante. Una dosis diaria efectiva oscila entre 400 y 800 mg.

Vitamina B12

La vitamina B12, también conocida como cobalamina, es esencial para el funcionamiento general del cerebro y los nervios. También juega un papel en la función normal de la pituitaria. Un bajo nivel de vitamina B12, que se encuentra comúnmente en aquellos que siguen una dieta vegetariana, puede reducir la producción de TSH y también limitar la conversión de la hormona tiroidea periférica.

Hay muchas formas diferentes de vitamina B12. Prefiero la metilcobalamina, ya que es una de las formas más absorbibles disponibles. Los suplementos de menor calidad utilizan la cianocobalamina, una forma sintética de vitamina B12 que contiene una molécula de cianuro. Esto no es peligroso para el cuerpo, pero requiere que el cuerpo trabaje más duro para procesarlo.

También recomiendo tomar folato (vitamina B9) con cobalamina ya que el suplemento de B12 puede enmascarar los síntomas de la deficiencia de folato.

La dosis de vitamina B12 depende de sus necesidades específicas. Los que tienen trastornos tiroideos bajos suelen tener pruebas más bajas de B12. Muchos tienen dificultad para absorber los suplementos orales. Por lo tanto, recomiendo las inyecciones de B12 o vitaminas B12sublinguales. Una ingesta diaria segura oscila entre 500 y 1000 mcg.

Vitamina A

El retinol es la forma biológicamente activa de la vitamina A y es esencial para la función pituitaria. La vitamina A activa el gen que regula la producción de TSH dentro de las células de la pituitaria.

El retinol es una vitamina liposoluble, lo que significa que una ingesta excesiva puede ser tóxica. No se recomienda tomar más de 10.000 UI diarias. Recomiendo controlar los niveles de retinol en la sangre periódicamente cuando se complementa durante más de seis semanas.

Zinc

El zinc es un mineral esencial en la creación de la hormona liberadora de tiroides (TRH) en el hipotálamo, lo que resulta en una baja producción de hormona tiroidea.

El suplemento de zinc ayuda a corregir cualquier desequilibrio. La suplementación con 25 mg de picolinato o citrato de zinc al día se considera segura.

Elementos Básicos de la Hormona Tiroidea

Los siguientes son nutrientes vitales en la creación de la hormona tiroidea dentro de la tiroides. Como se ha mencionado en capítulos anteriores, todas estas vitaminas y minerales son necesarios para la producción eficiente de la hormona.

Tirosina

La tirosina es un aminoácido que el cuerpo produce a partir de las fuentes de proteína que comemos. La proteína de la tiroides, la tiroglobulina, sirve como materia prima para la hormona tiroidea y está compuesta por grandes cadenas de moléculas de tirosina. Los átomos de yodo se unen a una pequeña sección de la tiroglobulina, que luego se corta, creando la hormona tiroidea de la cual la T4 es la forma predominante.

La deficiencia de tirosina es muy rara y casi siempre está relacionada con un trastorno genético que se detecta al nacer. Por lo tanto, rara vez veo algún beneficio en la suplementación con tirosina.

Yodo

El yodo es un nutriente vital para la creación de la hormona tiroidea y se une a la proteína de la tiroglobulina por la enzima peroxidasa tiroidea (TPO). La deficiencia en la ingesta de yodo se ha asociado durante mucho tiempo con el hipotiroidismo y la hinchazón de la tiroides (bocio). Desde la introducción de la sal de mesa yodada, típicamente no vemos bocio masivo con deficiencia de yodo, aunque sí ocurre en partes del mundo con bajo contenido de yodo en el suelo.

Como se mencionó en el capítulo 4, la mayoría de los casos de hipotiroidismo se deben a un ataque autoinmune en la tiroides (tiroiditis de Hashimoto) y no a una deficiencia de yodo. El yodo ha sido implicado como potencialmente problemático para aquellos con tiroiditis de Hashimoto porque el aumento de las cantidades de yodo hace que la tiroides produzca más enzima TPO. Dado que el sistema inmunológico ataca la TPO en Hashimoto, más enzimas TPO desencadenarían una peor reacción autoinmune.

Sin embargo, en base a mi experiencia, encuentro que el suplemento de yodo es útil cuando se encuentra bajo. A menudo analizo el yodo para determinar si está bajo y recomiendo la suplementación cuando sea apropiado. Cuando la tiroiditis de Hashimoto está presente, debes equilibrar el yodo con el selenio, lo que ayuda a reducir los anticuerpos y a mejorar la conversión de la hormona tiroidea. Por esta razón, los que tienen tiroiditis de Hashimoto deberían mantener el consumo de yodo por debajo de los 300 microgramos (mcg) diarios. De lo contrario, una ingesta diaria de 400 mcg es apropiada, a menos que las pruebas indiquen la necesidad de un mayor consumo.

Las fuentes de algas marinas como el quelpo, el fucus y el nori son altas en yodo y se han vuelto populares como suplementos y fuentes alimenticias. De las tres, el quelpo es la más alta en yodo y el nori es la más baja.

Algunos pacientes han expresado su preocupación por la cantidad de yodo que se consume al comer productos de algas marinas, como el sushi o los cada vez más populares bocadillos de algas marinas. Ambos alimentos utilizan el alga nori, que es muy baja en yodo. El paquete promedio de 10 gramos de bocadillos de algas marinas contiene alrededor de 160 mcg de yodo. Como tal, el nori es una buena fuente de yodo a 16 microgramos por gramo. Aquellos con tiroiditis de Hashimoto o enfermedad de Graves harían bien en contar el consumo de algas nori en su ingesta diaria total de 300 mcg.

Las algas quelpo contienen aproximadamente 8000 mcg por gramo de yodo, mucho más de lo que necesita. Ha habido informes de hinchazón de la tiroides debido al exceso de ingesta de yodo por el consumo de algas quelpo. El fucus contiene aproximadamente 600 mcg por gramo de yodo, que también es probablemente excesivo si se consume como fuente de alimento.

Los suplementos que contienen algas quelpo o fucus deben indicar cuánto yodo contiene cada cápsula. Asegúrese de consultar con un profesional de la salud calificado cuando tome un suplemento de yodo.

Selenio

El selenio es otro mineral importante en la tiroides, después del yodo. Medido por el peso, es el más alto en la tiroides. El selenio, como ingrediente clave del glutatión, ayuda a reducir la producción de radicales libres que ocurre naturalmente durante la producción de la hormona tiroidea. Como se mencionó anteriormente, es especialmente crucial para aquellos con la tiroiditis de Hashimoto.

La mejor forma de selenio que se puede tomar es la selenometionina, que es segura de usar a 200 mcg diarios. Es mejor hacer pruebas para determinar sus necesidades de selenio.

Magnesio

El magnesio es un mineral esencial que trabaja en la tiroides para promover la producción adecuada de la hormona tiroidea T4. Ya en 1939, la deficiencia de magnesio se asoció con el agrandamiento de la tiroides (bocio). El magnesio también es útil para el estreñimiento y la calidad del sueño. Por consiguiente, recomiendo tomar magnesio por la noche para dormir bien y tener una buena evacuación intestinal a primera hora de la mañana.

El citrato de magnesio ayuda a aliviar el estreñimiento y se suele tomar en una dosis de 400 a 600 mg al día. El glicinato de magnesio es mejor para aquellos que no necesitan el efecto laxante. Una dosis diaria efectiva oscila entre 400 y 800 mg.

Suplementos Tiroideos Autoinmunes y Antiinflamatorios Importantes

En esta sección, he incluido nutrientes que son útiles para tratar el componente autoinmune de la tiroiditis de Hashimoto como un antioxidante y para reducir la inflamación porque hay una superposición significativa. Como hemos discutido en los capítulos anteriores, la inflamación puede ser problemática en cada etapa de la función tiroidea. Por lo tanto, dedicaré una consideración especial a los nutrientes antiinflamatorios.

Glutatión

Como se mencionó anteriormente, el glutatión (GSH) es un agente antioxidante muy eficaz que se encuentra dentro de las células del cuerpo. GSH es especialmente importante para la tiroides ya que elimina el daño de los radicales libres durante la producción de la hormona tiroidea.

La deficiencia de glutatión es común en estados de inflamación crónicos, tiene efectos inmunomoduladores.

En los trastornos autoinmunes como la tiroiditis de Hashimoto, ayuda a equilibrar el sistema inmunológico, reduciendo el ataque autoinmune al tejido tiroideo. El selenio es un componente clave en la formación de GSH. La deficiencia de selenio eventualmente llevará a la deficiencia de glutatión.

El reto más importante para abordar la deficiencia de glutatión ha sido encontrar una forma suplementaria que se absorba adecuadamente. Durante muchos años los profesionales utilizaron la N-Acetil Carnitina

(NAC) y la vitamina C como medio para aumentar la actividad del glutatión en el cuerpo, y sigue siendo una opción de tratamiento útil.

Sin embargo, recientemente se ha desarrollado un nuevo glutatión liposomal altamente absorbible, que ayuda a restaurar las reservas de glutatión en el cuerpo. Los estudios han encontrado que las dosis de GSH entre 500 mg y 1000 mg son las más efectivas.

Selenio

El papel del selenio está relacionado con la formación de glutatión como se ha indicado anteriormente. Los estudios han encontrado que la suplementación con selenio aumentará la producción de glutatión hasta un 40%. Además, la investigación sugiere que la suplementación con selenio disminuye los niveles de anticuerpos de TPO, reduciendo la destrucción de la tiroides. La mejor forma de selenio para tomar es la selenometionina, la cual es segura de usar a 200 mcg diarios. La toxicidad del selenio es rara. Sin embargo, la prueba de glóbulos rojos es la mejor para determinar sus necesidades de selenio.

Superóxido Dismutasa

La superóxido dismutasa (SOD) es una potente enzima antioxidante que funciona de manera similar al glutatión, reduciendo el daño de los radicales libres y la inflamación dentro de las células. También se ha descubierto que la SOD ayuda al dolor articular crónico. Al igual que el glutatión.

La SOD puede ser difícil de absorber. El ácido del estómago puede destruir la delicada enzima, lo que resulta en poco beneficio. Las nuevas formas de SOD de origen vegetal proporcionan una versión más fuerte del suplemento con una absorción significativamente mejorada. Una palabra de precaución: algunas de las marcas de menor calidad utilizan el trigo como fuente de la planta, así que asegúrese de buscar formas sin gluten.

La potencia SOD se mide en unidades McCord/Fridovich nombradas en honor a los científicos que participaron en las primeras investigaciones sobre la SOD, pero la mayoría de los suplementos simplemente enumeran la SOD en "unidades". Las investigaciones han encontrado que de 5.000 a 15.000 unidades diarias son efectivas para reducir el daño de los radicales libres. Lo mejor es tomar SOD bajo el cuidado de un médico calificado.

Cúrcuma

La cúrcuma longa, comúnmente conocida como cúrcuma, una molécula que se encuentra en la cúrcuma, tiene varias propiedades benéficas, como los efectos antioxidantes, antiinflamatorios, antimicrobianos e inmunomoduladores como el glutatión que se discutió anteriormente.

Como agente antiinflamatorio, la curcumina es muy eficaz en el tratamiento de la mayoría de los trastornos de salud crónicos que se observan hoy en día. La he usado clínicamente para ayudar a tratar todo, desde la enfermedad inflamatoria del intestino hasta la tiroiditis de Hashimoto. La cúrcuma es uno de mis suplementos para reducir la inflamación y el daño de los radicales libres. Cuando se combina con glutatión, la cúrcuma puede ayudar a reducir significativamente los anticuerpos de la tiroides.

La calidad de un suplemento de cúrcuma se define por su capacidad de absorción, que se ve potenciada por el extracto de pimienta en grano, la piperina o una fuente de grasa. Por sí misma, la cúrcuma tiene un mayor efecto en el tracto digestivo y se absorbe mal en otros tejidos. La adición de extracto de piperina a un suplemento de cúrcuma aumenta considerablemente la absorción. Para aquellos que están preocupados, el grano de pimienta, del que se extrae la piperina, NO es una solanácea. La meriva es un extracto de cúrcuma patentado que contiene fosfatidilcolina derivada de la soja, que aumenta la absorción en el cuerpo.

Las investigaciones han indicado que las dosis efectivas de cúrcuma oscilan entre 1000 mg y 2000 mg diarios. Se ha demostrado que la cúrcuma es segura en dosis más altas, pero hay informes de molestias digestivas de unos 4000 mg diarios.

Vitamina D

La vitamina D ha sido llamada erróneamente una vitamina. Técnicamente, es un esteroide porque tu cuerpo la produce cuando la piel se expone a la luz del sol. Es comúnmente baja en aquellos que no se exponen lo suficiente al sol. La suplementación es a menudo la mejor manera de aumentar sus niveles.

Las investigaciones han descubierto que quienes tienen niveles de vitamina D en suero por debajo de 30 ng/mL experimentan síntomas autoinmunes más graves asociados con la tiroiditis de Hashimoto y la enfermedad de Graves. La vitamina D parece mejorar la sensibilidad del sistema inmunológico, agudizando su reconocimiento de los tejidos del cuerpo para que no se confundan como extraños. Recomiendo los suplementos de vitamina D3 que contienen vitamina K2 porque la vitamina D aumentará la absorción del calcio y la vitamina K2 dirige el calcio hacia los huesos.

Como se mencionó anteriormente, es importante controlar los niveles de vitamina D en la sangre durante la terapia. La dosis terapéutica entre 2.000 y 5.000 unidades internacionales (UI) es común, pero debe ser ajustada en base a los resultados de su laboratorio. Por esta razón, recomiendo trabajar con un profesional de la salud calificado para monitorear sus niveles y ajustar su dosis en consecuencia.

Aceite de Pescado

El aceite extraído del pescado es alto en ácidos grasos esenciales omega-3, que son fuertemente antiinflamatorios, tienen un efecto equilibrador en el sistema inmunológico y reducen la inflamación.

El ácido eicosapentaenoico (EPA) y el ácido docosahexaenoico (DHA) son los dos componentes importantes del omega-3, cada uno con propiedades únicas y beneficiosas. El EPA es altamente antiinflamatorio, mientras que el DHA mejora la función cerebral, útil para aquellos con niebla cerebral.

Otras fuentes de omega-3 en forma de ácido alfa-linolénico (ALA) son las nueces, las semillas de lino y las semillas de chía. El ALA se convierte en EPA y DHA. Recomiendo el aceite de pescado sobre las fuentes vegetarianas porque el cuerpo convierte el ALA en EPA con sólo un 17% de eficiencia.

Es esencial leer las etiquetas cuando se selecciona un aceite de pescado por varias razones. Primero, quieres un aceite de pescado que sea alto en EPA y DHA, por lo menos, 1000 mg y 600 mg respectivamente. Muchos de los aceites de pescado de menor calidad indicarán una mayor cantidad de omega-3 total, pero escatimarán en EPA/DHA. En segundo lugar, asegúrese de elegir un aceite de pescado con filtración micronizada, ya que esto asegura la eliminación de contaminantes y metales pesados.

Para la mayoría, la dosis diaria ideal de aceite de pescado es de 1.500 mg de EFA y 800 a 1.000 mg de DHA. El aceite de pescado puede tener un leve efecto anticoagulante, así que, si está tomando algún medicamento anticoagulante, como la aspirina, por favor consulte con un profesional de la salud calificado para ayudarle a encontrar una dosis apropiada.

Extracto de Guggul

El guggul es un extracto de resina del árbol Commiphora mukul, común en la India, y se utiliza con frecuencia en la medicina herbaria ayurvédica. Los estudios han demostrado que el guggul tiene propiedades antiinflamatorias, que pueden beneficiar las afecciones autoinmunes de la tiroides. Sin embargo, si usted está tomando anticonceptivos orales a base de estrógeno o reemplazo hormonal, debe tener cuidado al usar esta hierba ya que se ha descubierto que las cantidades terapéuticas aumentan los efectos secundarios de estos medicamentos. Por favor, consulte con un profesional de la salud calificado para ayudarle a encontrar una dosis apropiada.

Iris versicolor

El Iris versicolor, más conocido como Blue Fag o Iris Púrpura, es una popular flor de jardín que tiene propiedades antiinflamatorias. Se ha usado históricamente para reducir el bocio y es útil para estimular los desechos glandulares a través del sistema linfático. Por favor, consulte con un profesional de la salud calificado para ayudarle a encontrar una dosis adecuada.

Mejorando la conversión de la hormona tiroidea

En el capítulo 3, se analizaron en detalle los trastornos de conversión de la hormona tiroidea. Ahora veremos los nutrientes que mejorarán la conversión de la hormona tiroidea de T4 a T3. Como una breve reseña, las enzimas de la desiodinasa son responsables de convertir la relativamente inactiva T4 en la biológicamente activa T3 mediante la eliminación de un átomo de yodo. Mientras que la conversión ocurre en muchos de los tejidos del cuerpo, las ubicaciones primarias son el hígado, el riñón y los intestinos.

Varios factores pueden causar una disfunción en la conversión de la hormona tiroidea. Estos incluyen la reducción de la actividad de la enzima deiodinasa debido a deficiencias nutricionales, el exceso de cortisol y la inflamación que resulta en un aumento de la T3 reversa, los desequilibrios de los microbios intestinales y la reducción de la función hepática, comúnmente asociada con la congestión hepática.

Selenio

El selenio, que se encuentra en cantidades importantes en el hígado y los riñones, dos sitios donde tiene lugar la mayor parte de la conversión de la hormona tiroidea, participa en la formación de las enzimas de la desiodinasa que convierten la T4 en T3. Como se ha mencionado anteriormente, la selenometionina es la forma preferida de selenio suplementado con una dosis típica de 200 mcg diarios.

Zinc y Cobre

El zinc es un importante mineral necesario durante la conversión de la hormona T4 a T3. Es comúnmente deficiente en cerca de un tercio de mis pacientes. Los síntomas comunes de la deficiencia de zinc incluyen disminución del olfato y el gusto, inmunidad débil y mala cicatrización de las heridas. Se considera seguro tomar un suplemento de 25 mg de picolinato o citrato de zinc diariamente.

Es importante señalar que la suplementación prolongada de zinc de más de 50 mg puede provocar una deficiencia de cobre. La mayoría de los suplementos contienen una proporción de zinc a cobre de unos quince a uno. La deficiencia de cobre es poco frecuente, pero cuando se produce puede afectar negativamente a la función tiroidea.

Guggul

Como se introdujo en la sección anterior, se ha descubierto que el guggul ayuda a aumentar la conversión de la hormona tiroidea. Además, se ha descubierto que esta hierba es útil para reducir los niveles de colesterol y equilibrar el azúcar en la sangre. Recuerde que los medicamentos a base de guggul y de estrógenos pueden interactuar, así que consulte con un profesional sanitario cualificado para que le ayude a encontrar la dosis adecuada.

Ashwagandha

La Withania somnifera, comúnmente llamada Ashwagandha, es otra hierba de la India que se ha utilizado durante miles de años para aumentar la resistencia y reducir la fatiga. Se clasifica como una hierba adaptógena, lo que significa que ayuda al cuerpo a adaptarse al estrés. Como tal, se ha comprobado que es muy útil para reducir los niveles excesivos de cortisol, lo que a su vez mejora la conversión de la hormona tiroidea.

Tome nota: hay varios aspectos del ashwagandha que son preocupantes. En primer lugar, ashwagandha es un miembro de la familia de las solanáceas, lo que significa que si usted es reactivo a las bellotas, puede ser reactivo a esta hierba. Además, esta hierba debe evitarse durante el embarazo y la lactancia, y no es apropiada para los niños. La dosis típica es de 500 mg de un extracto estandarizado al 2.5-5% de withanólidos.

Desintoxicación del Hígado

En el capítulo 5, vimos cómo la congestión hepática, definida como una función reducida de la vía de desintoxicación del hígado, puede perjudicar el proceso de conversión de la hormona tiroidea. En esta sección, presentaré algunos de los suplementos más eficaces para mejorar la función de las vías de desintoxicación.

Glutatión (GSH)

Las propiedades antiinflamatorias del glutatión se extienden al hígado, donde tiene lugar la mayor parte de la desintoxicación del cuerpo. El glutatión ayuda en cada paso del proceso de desintoxicación. Ayuda a convertir los subproductos tóxicos del metabolismo en residuos solubles en agua, que se excretan fácilmente en la orina. Las investigaciones indican que el agotamiento del suministro de glutatión en el hígado puede ser una causa de enfermedades hepáticas, como la enfermedad del hígado graso.

Superóxido Dismutasa (SOD)

La SOD se utiliza junto con el glutatión en la vía de desintoxicación de la fase uno. En esta fase, que procesa millones de moléculas cada segundo, las toxinas se descomponen usando enzimas como SOD y GSH. Las deficiencias de SOD reducen la velocidad, y por lo tanto, la eficiencia con la que se eliminan las toxinas a través del hígado. Las dosis entre 5.000 y 15.000 unidades diarias son efectivas para apoyar la desintoxicación del hígado. Como se mencionó anteriormente, es mejor tomar SOD bajo el cuidado de un médico calificado.

Cardo Mariano

Una hierba muy eficaz, el cardo mariano, conocido botánicamente como Silybum marianum, tiene un efecto protector sustancial sobre las células del hígado. El extracto de cardo mariano por vía intravenosa se utiliza en los hospitales para revertir el daño hepático asociado a la intoxicación accidental por hongos. Tiene efectos antioxidantes y antiinflamatorios que mejoran la funcionalidad de las vías de desintoxicación. Además, el cardo mariano ayuda a prevenir el agotamiento del glutatión en el hígado durante los períodos de mayor inflamación. Finalmente, el cardo mariano promueve la reparación de las células dañadas del hígado. Encuentro que, como suplemento, los extractos más efectivos de cardo mariano son aquellos con Silybum o silymarin estandarizados del 70 al 80%.

Diente de León

El *Taraxacum officinale,* comúnmente conocido como diente de león, es a menudo considerado como una hierba. A pesar de su humilde reputación, la raíz y la hoja se han utilizado medicinalmente durante siglos para tratar los trastornos del hígado y la vesícula biliar. Específicamente, esta hierba ayuda al hígado promoviendo la producción saludable de bilis y estimulando la vesícula biliar para liberar la bilis almacenada, funciones que a menudo se ven afectadas por la congestión del hígado. La hoja de diente de león tiene un efecto diurético, que puede ser problemático para aquellos con baja presión sanguínea y debe ser evitado por cualquier persona que tome medicamentos para la presión sanguínea. La raíz se utiliza más comúnmente por esta razón. Se puede utilizar como té y a menudo se encuentra en los suplementos de desintoxicación del hígado.

Como se ha demostrado que el diente de león reduce la eficacia de los antibióticos, debe evitarse cuando se prescriben antibióticos. Del mismo modo, puede influir en la velocidad a la que el hígado descompone otros medicamentos. Finalmente, los alérgicos a la ambrosía pueden reaccionar al diente de león. Por favor, consulte con un médico calificado para ayudarle a encontrar una dosis apropiada.

Ashwagandha

Las investigaciones también han encontrado que esta hierba mejora las vías de desintoxicación del hígado. Lo hace aumentando la actividad de los antioxidantes, específicamente la superóxido dismutasa, en la fase uno del proceso de desintoxicación. Recuerde las precauciones mencionadas anteriormente. La dosis típica es de 500 mg de un extracto estandarizado a 2,5-5% de withanólidos.

Nutrientes Activadores de Receptores Tiroideos

Nos familiarizamos con la resistencia de la hormona tiroidea en el capítulo 3. Como recordarán, varios factores pueden interferir con los receptores tiroideos que aceptan activamente la hormona tiroidea T3. Las deficiencias de nutrientes, especialmente la vitamina A y el zinc, reducen la funcionalidad de los receptores.

La inflamación y los niveles anormales de cortisol también pueden reducir la actividad de los receptores. Arriba hemos discutido los suplementos antiinflamatorios, que tienen el mismo efecto a nivel de los receptores. Así que nos centraremos en los nutrientes claves que mejoran la actividad de los receptores. Los suplementos suprarrenales se discutirán en la siguiente sección.

Vitamina A

Los receptores celulares de la vitamina A (retinol) se encuentran en lo profundo de la célula, en la superficie del núcleo, como la hormona tiroidea. El retinol se une a la hormona tiroidea T3 para desencadenar la replicación del ADN requerido para hacer proteínas celulares. Una deficiencia de vitamina A reduce la capacidad de la T3 para estimular la actividad metabólica dentro de la célula. Por lo tanto, lo que podría parecer una deficiencia de T3 a nivel celular podría ser, de hecho, una deficiencia de vitamina A. Recuerde no exceder más de 10.000 UI de ingesta diaria sin la orientación de un profesional de la salud calificado.

Vitamina D

La vitamina D, específicamente la biológicamente activa 1,25-vitamina D, tiene receptores en la proximidad de la vitamina A y el receptor de la hormona tiroidea en la superficie del núcleo. La vitamina D3 influye en la actividad de la T3 y del receptor de la tiroides ayudando al proceso de estimulación de la función metabólica a través de la activación del ADN y la codificación de las proteínas.

Al igual que la vitamina A anterior, una deficiencia de vitamina D reduce la actividad de la T3, lo que resulta en una reducción de la actividad celular y una aceleración del proceso de envejecimiento a medida que las células dejan de fabricar los materiales que la célula necesita para mantener una función óptima. Dado que el cuerpo es capaz de producir vitamina D, recomiendo un análisis de sangre de referencia para determinar la dosis diaria de un suplemento de vitamina D, seguido de una nueva prueba cada 6-8 semanas.

Zinc

El receptor de la hormona tiroidea requiere la adición de zinc a su estructura para formar la forma que permita al T3 unirse a ella correctamente. La deficiencia de zinc puede reducir el número total de receptores tiroideos en las células, lo que resulta en una reducción de la actividad metabólica. Se considera que la suplementación con 25 mg de picolinato o citrato de zinc al día es segura.

Aceite de Pescado

Los ácidos grasos omega-3 que se encuentran en el aceite de pescado estimulan la actividad genética asociada a la formación de receptores de tipo beta, lo que da lugar a un aumento de los receptores de la hormona tiroidea en las células. Para la mayoría, la dosis diaria ideal de aceite de pescado es de 1.500 mg de EFA y 800 a 1.000 mg de DHA. Recuerde las precauciones anteriores si está tomando algún medicamento anticoagulante.

Suplementos Para la Salud Suprarrenal

Discutimos en el capítulo 5 cómo la disfunción de la glándula suprarrenal podría obstaculizar el funcionamiento adecuado de la tiroides. El cortisol, producido por las glándulas suprarrenales en respuesta al estrés y la inflamación, puede alterar la conversión de la hormona tiroidea y desencadenar la resistencia de la hormona tiroidea cuando se eleva durante períodos prolongados de tiempo. El síndrome de fatiga suprarrenal puede ser el resultado de factores de estrés e inflamación de larga duración, lo que perturba aún más el funcionamiento normal del cuerpo.

Existen varios enfoques para abordar el síndrome de fatiga suprarrenal y los desequilibrios de cortisol. El primero es a través del uso de hierbas adaptógenas, una clase de hierbas que reduce los efectos físicos, mentales y emocionales del estrés en el cuerpo. Todos los adaptógenos influyen en la circulación del cortisol, ya sea aumentando o disminuyendo la hormona del estrés de acuerdo a las necesidades del cuerpo.

Mientras que las hierbas adaptógenas pueden ser de gran beneficio, yo recomiendo probar sus niveles de cortisol usando la prueba de índice de estrés suprarrenal mencionada primero en el capítulo 5 para obtener una lectura de base, ya que puede necesitar otras terapias herbales de apoyo.

Ashwagandha

Ashwagandha se ha usado durante mucho tiempo para tratar el síndrome de fatiga suprarrenal (AFS). No sólo ayuda a reducir los altos niveles de cortisol, sino que también mejora los bajos niveles de cortisol que se observan en las condiciones de AFS más avanzadas. Si usted ya experimenta altos niveles de cortisol, esta hierba es menos deseable. Nuevamente, recuerde que es un miembro de la familia de las solanáceas, así que si usted es reactivo a las solanáceas, proceda con precaución.

Rhodiola

Rhodiola rosea, también conocida como raíz dorada, es nativa de Rusia, donde se ha llevado a cabo la mayor parte de la investigación sobre las propiedades medicinales de esta planta. Otra notable hierba adaptógena, la Rhodiola es especialmente útil para los trastornos del estado de ánimo, incluyendo la depresión y la ansiedad. Varios estudios encontraron que la Rhodiola es útil para la fatiga asociada con el trabajo por turnos.

Además, las investigaciones han encontrado que la Rhodiola es efectiva para los síntomas cardíacos debidos al aumento del estrés. La evidencia indica que esta hierba puede ayudar a reducir la presión arterial alta y normalizar los ritmos cardíacos irregulares (arritmias). Tradicionalmente, se ha utilizado para el mal de altura. Las investigaciones confirman la capacidad de la hierba para mejorar la eficiencia cardíaca y pulmonar durante los períodos de actividad física.

La dosis terapéutica de Rhodiola es de entre 200 y 800 mg una o dos veces al día. La hierba es bien tolerada con pocos efectos secundarios. Un efecto secundario menor que se observa es un aumento temporal del azúcar en la sangre en dosis muy altas, que se normaliza en un plazo de dos semanas después de suspenderlo. Hasta la fecha, las investigaciones no han encontrado ninguna interacción entre los medicamentos y la Rhodiola.

Albahaca Sagrada

Ocimum sanctum es el nombre botánico de la albahaca sagrada, también conocida como tulsi en la India. Es un miembro de la familia de la menta. La albahaca sagrada muestra una notable capacidad para reducir la inflamación y ayudar al cuerpo a adaptarse al estrés equilibrando los niveles de cortisol circulante. La albahaca sagrada también ayuda a la producción de glutatión y superóxido dismutasa. Además, se ha descubierto que es útil para normalizar el azúcar en la sangre, el colesterol y la presión arterial.

En general, la albahaca sagrada tiene un efecto calmante y ayuda a mejorar la claridad mental. Un efecto interesante de esta hierba es que ayuda a reducir la irritación asociada al ruido. Bebo té de tulsi diariamente porque me ayuda a enfrentarme a mi ocupada agenda clínica sintiéndome tranquilo y lúcido.

La albahaca sagrada está disponible en forma de té, tintura o en cápsulas. La dosis estándar de tinturas de albahaca sagrada va desde ½ a una cucharadita, tomada dos o tres veces al día. Las dosis en cápsulas son comúnmente de 300 a 500 mg, tomadas dos o tres veces al día. Hay muy pocas investigaciones sobre las interacciones entre la albahaca sagrada y los medicamentos.

Raíz de Regaliz

Otra hierba adaptógena, la raíz de regaliz también es conocida por su nombre botánico, Glycyrrhiza glabra. Como adaptógena, tiene propiedades notables. Es muy eficaz para aumentar y mantener los niveles de cortisol en circulación. Estudios aparentemente contradictorios han encontrado que la raíz de regaliz también puede aumentar la excreción urinaria de cortisol.

En general, las investigaciones indican que la raíz de regaliz aumenta el cortisol en general. Por esta razón, no recomiendo su uso para aquellos con niveles elevados de cortisol.

La raíz de regaliz es beneficiosa para aumentar la presión arterial baja. De hecho, es uno de los mejores suplementos para tratar la hipotensión postural, que es el mareo desencadenado por una caída de la presión arterial al pasar de estar sentado a estar de pie. Los estudios han demostrado que una dosis de 200 mg de extracto de raíz de regaliz tomada dos veces al día aumenta la presión sanguínea en aquellos con hipotensión crónica (baja presión sanguínea) en cuestión de semanas.

Debido a sus efectos elevadores de la presión sanguínea, no recomiendo su uso para aquellos con hipertensión o que son propensos a la presión sanguínea alta.

Como practicante de medicina oriental entrenado en la medicina herbal china, veo el regaliz de manera un poco diferente. En primer lugar, el regaliz se utiliza comúnmente en muchas formulaciones de hierbas, pero tiene un papel secundario en la fórmula. Por esta razón, no suelo utilizar el regaliz por sí solo, ya que encuentro que la hierba funciona mejor en conjunción con otras hierbas. Este es otro suplemento que recomiendo usar sólo con la orientación de un profesional de la salud calificado.

Extracto de Glándula Suprarrenal

El uso del tejido de la glándula suprarrenal se ha utilizado terapéuticamente desde el decenio de 1920 con éxito. La mayoría de los extractos de glándulas suprarrenales son tejidos de bovinos procedentes de ganado orgánico de Nueva Zelandia. En general, el extracto apoya y aumenta la función suprarrenal al proporcionar los principales nutrientes que se encuentran dentro de la glándula suprarrenal junto con cantidades mínimas de hormonas suprarrenales, como el cortisol.

Notará cierta similitud entre el uso terapéutico de la glándula suprarrenal y los tejidos de la tiroides. Sin embargo, los extractos de glándula suprarrenal difieren de la medicación natural para la tiroides desecada de varias maneras. En primer lugar, estos extractos se recomiendan debido a los nutrientes que se encuentran en los tejidos suprarrenales en lugar del contenido de cortisol que se encuentra en ellos. De hecho, sólo unos pocos fabricantes estandarizan la cantidad de cortisol en el extracto. En segundo lugar, el extracto no es un medicamento de venta con receta; es un suplemento de venta libre.

A menudo recomiendo el extracto de glándulas suprarrenales combinado con vitaminas clave para aquellos con síndrome de fatiga suprarrenal de leve a moderada. Otra aplicación del extracto de glándula suprarrenal que ha tenido bastante éxito clínicamente es en el tratamiento de las alergias estacionales. La combinación del extracto de glándula suprarrenal con hierbas antihistamínicas como la quercetina ha reducido significativamente los síntomas de la alergia.

La dosis terapéutica de los extractos de glándula suprarrenal es de aproximadamente 250 mg, tomados de una a tres veces al día. Este suplemento es bien tolerado, pero algunos pueden experimentar ansiedad y ritmo cardíaco rápido. Esto se observa en aquellos con altos niveles de cortisol y entre aquellos con el síndrome de fatiga suprarrenal severa, ambos pueden ser determinados con pruebas suprarrenales.

Vitamina B5

El ácido pantoténico es una vitamina clave para convertir alimentos como los carbohidratos y las grasas en energía. También juega un papel vital en la producción de hormonas sexuales y en la producción de hormonas de las glándulas suprarrenales, incluyendo el cortisol. Además, ayuda en la producción de colesterol y glóbulos rojos.

Las glándulas suprarrenales almacenan una cantidad significativa de ácido pantoténico dentro del tejido. El estrés prolongado asociado con el síndrome de fatiga suprarrenal puede agotar estas reservas, lo que requiere un suplemento adicional para corregirlo.

La B5 es una vitamina soluble en agua, lo que significa que las cantidades excesivas se excretan en la orina. Sin embargo, si se toman más de 10 mg al día, puede provocar diarrea y otros efectos secundarios. Típicamente, la ingesta diaria es de unos 5 mg para los adultos, lo que es perfectamente seguro.

Las dosis terapéuticas para el tratamiento del síndrome de fatiga suprarrenal pueden ser bastante altas, hasta 1500 mg diarios, por lo que es imperativo trabajar con un proveedor de atención médica calificado para guiar este proceso.

Vitamina C

Los humanos son uno de los pocos mamíferos que no pueden producir vitamina C (ácido ascórbico) a partir de la glucosa. Como resultado, dependemos de nuestra ingesta diaria de alimentos ricos en vitamina C para satisfacer nuestras necesidades. La vitamina C se utiliza en muchos procesos bioquímicos del cuerpo. Un almacén significativo de vitamina C se encuentra en las glándulas suprarrenales.

En relación con el estrés, la vitamina C se agota más rápidamente cuando aumenta la producción de cortisol. Curiosamente, los mamíferos que pueden producir su propia vitamina C, como las cabras, pueden producir hasta 100.000 mg de vitamina C por día cuando están bajo estrés.

Las recomendaciones actuales de la CDR para los adultos son de 90 mg. La mayoría de los profesionales de la salud enfocados en la nutrición encuentran que esta cantidad es profundamente baja.

La mayoría de las personas toleran bien la vitamina C, pero las dosis altas pueden provocar la pérdida de heces en algunas. Las investigaciones han encontrado que se recomiendan de 1.000 a 3.000 mg de vitamina C en dosis divididas diariamente para la salud general. Se recomiendan de 2.000 a 6.000 mg en dosis diarias divididas para la reposición suprarrenal.

Puntos Destacados del Capítulo 10

- A menudo se necesitan suplementos nutricionales para reponer las deficiencias de vitaminas y minerales, lo que ayuda a mejorar la función tiroidea.

- Muchos de los mismos nutrientes vitales se utilizan en todo el proceso de la hormona tiroidea.

- Debido a la complejidad de encontrar la dosis correcta y evitar cualquier interacción, recomiendo trabajar con un proveedor de atención médica calificado que pueda guiarlo a través del proceso.

- Las pruebas de deficiencias de nutrientes y el control de la terapia de suplementos en curso suelen ser útiles para asegurar la dosis adecuada y la eficacia del protocolo de tratamiento.

CAPÍTULO 11

Cambios de Estilo de Vida Que Importan

HEMOS EXPLORADO LOS DIFERENTES ASPECTOS de la identificación y la curación de la disfunción tiroidea hasta ahora en el libro, hemos examinado las diferentes formas de trastornos relacionados con la tiroides, sus posibles causas y las mejores formas de probarlos.

También hemos discutido la importancia de una dieta saludable, las opciones de medicación y los suplementos más importantes para reconstruir y reequilibrar el cuerpo.

En la próxima parte de nuestro viaje, veremos la vida de uno como un todo. En este capítulo, identificaremos y abordaremos las fuentes de estrés, discutiremos los ejercicios que ayudarán a la recuperación de la tiroides, y consideraremos las formas de asegurar un sueño reparador.

Estrés – El Destructor de la Salud

El estrés, como lo define el diccionario de Oxford, es "un estado de tensión mental o emocional resultante de circunstancias adversas o muy exigentes". El estrés es un término común usado en nuestro mundo moderno y por una buena razón: mucha gente parece tenerlo en abundancia. Es importante señalar que, aunque el estrés se suele presentar como algo negativo, existe algo así como un buen estrés. Los términos "estrés" y "respuesta al estrés" fueron presentados por primera vez por el científico canadiense, Hans Selye PhD., en 1936 como parte de lo que él definió como "síndrome de adaptación general". Reconoció un tipo de estrés positivo, "eustrés", y un tipo negativo, "distrés".

La exposición al estrés aumenta la liberación de un conjunto de hormonas - cortisol, epinefrina y norepinefrina - de las glándulas suprarrenales, que se encuentran en la parte superior de los riñones. Estas hormonas del estrés ayudan a regular la respuesta al estrés que lo prepara para la actividad de "pelear o escapar". Así es como nuestros antepasados cazadores-recolectores sobrevivieron a los leones, tigres y osos de su tiempo.

Para nuestro propósito, vamos a mirar más de cerca al cortisol ya que juega un papel vital en la salud de la tiroides. El cortisol en sí mismo no es tan dañino como se puede leer a menudo en la prensa popular.

El tipo de estrés "eustrés" (estrés positivo) se experimenta generalmente como motivación y empuje para lograr una tarea u objetivo. El cortisol se eleva y se libera cuando se alcanza el objetivo. Muchos individuos de alto rendimiento utilizan este tipo de estrés en su beneficio. Sin embargo, con la angustia, el cortisol rara vez se libera, y la consiguiente acumulación puede dañar la salud.

Después de que el cortisol desencadena una respuesta de lucha o huida, se necesita algún tipo de acción para "quemar" el exceso. Históricamente, nuestros antepasados eran mucho más activos que la mayoría de nosotros hoy en día. Por necesidad, encontraron los medios para resolver su estrés y reducir su cortisol.

Me arriesgaré a suponer que la mayoría de los que leen este libro no están actualmente huyendo de depredadores o enfrentándose a algún otro peligro como lo hicieron nuestros antiguos antepasados. Si iban a sobrevivir, tenían que actuar rápidamente para hacer frente a la fuente de la angustia. Si se escapaban, se quemaban a través del alto cortisol.

En nuestro mundo moderno, las fuentes de estrés no suelen ser tan inmediatas y peligrosas. Para la mayoría, las fuentes de estrés son a menudo una cuestión de preocupaciones, responsabilidades y obligaciones. En estos casos, no se puede utilizar la respuesta de lucha o huida que el alto cortisol activa naturalmente sin consecuencias indeseables. Como resultado, el cortisol circula por nuestro cuerpo sin una salida natural y causa daños. Hoy en día el manejo adecuado del estrés implica una actividad física y mental apropiada para neutralizar los altos niveles de cortisol.

Las adrenales, la glándula endocrina que produce el cortisol, reciben señales de producción de hormonas de la pituitaria basadas en la retroalimentación de la glándula del hipotálamo. Esto forma lo que se llama el eje hipotalámico-pituitaria-suprarrenal (HPA). Además de controlar la respuesta del cuerpo al estrés y a los traumas, el eje HPA también regula la función digestiva, el sistema inmunológico, el estado de ánimo, el azúcar en la sangre, la energía y la función sexual.

Cuando el estrés se vuelve crónico, los niveles de cortisol se elevan continuamente para hacer frente a la inflamación que se produce. La inflamación, junto con la constante estimulación de las glándulas suprarrenales para producir cortisol, frena el hipotálamo y la pituitaria. Debido a que el hipotálamo y la pituitaria también regulan la tiroides, vemos un efecto de bola de nieve que lleva a una supresión de la función de la tiroides.

Su Inventario de Estrés y Maneras de Manejar Estrés

El inventario de estrés es una herramienta que he estado usando durante años en mi clínica. Lo adapté del excelente libro del Dr. James L. Wilson, *Fatiga Suprarrenal: El Síndrome de Estrés del Siglo 21*. El propósito del inventario es ayudarte a identificar las fuentes que causan y alivian el estrés en tu vida.

Nuestro estilo de vida moderno es uno de los más insalubres y estresantes de la historia. Los estresantes crónicos e implacables de nuestra vida diaria están destruyendo nuestra salud y pueden ser una fuente de la mayoría de nuestros problemas de salud hoy en día.

En última instancia, cuatro fuentes de estrés afectan a nuestro cuerpo:

1. Emocional (horario de trabajo exigente, el nacimiento de un nuevo bebé, la muerte de un ser querido, etc.)

2. Físico (trauma, lesión),

3. Ambiental (contaminación, pesticidas, carcinógenos, etc.)

4. Fuentes ocultas (infecciones, inflamaciones, alergias alimentarias, etc.)

El inventario de estrés se centra en las fuentes emocionales de estrés, que los que se centran en los problemas de salud de la tiroides y las glándulas suprarrenales suelen pasar por alto.

Cómo usar Este Formulario:

Recomiendo conseguir un papel, doblarlo por la mitad a lo largo y crear dos columnas. Etiquetar el lado izquierdo, "Bueno para mí", y el lado derecho, "Malo para mí".

Paso 1

En la columna de "bueno" enumera todas las cosas que sientes que contribuyen a tu salud y bienestar. Estas pueden ser actividades físicas o de ocio, patrones de alimentación, ejercicio, relaciones, trabajo, familia, patrones emocionales, actitudes, creencias, suplementos dietéticos y cualquier otra cosa que le haga sentir bien y contribuya a su sentido de bienestar.

NOTA: no enumere las cosas que "deberían" ser buenas para usted, o que no le resulten placenteras o beneficiosas.

En la columna de "malo" enumera todo lo que parece perjudicial para su salud y bienestar. Una vez más, estos pueden ser físicos, emocionales o basados en la actitud; pueden ser situaciones de trabajo o familiares, relaciones, patrones de alimentación y bebida, o cualquier cosa que estés haciendo o en la que estés involucrado que creas que no es adecuado para ti.

Si algunos aspectos de una situación son buenos y otros malos, sepárelos. Por ejemplo, tienes un trabajo que te encanta, pero las horas intensas y el ritmo rápido son agotadores. En este caso, pon tu trabajo en la columna "bueno" y el exceso de horas y las demandas de alta presión en la columna "malo".

Tómese su tiempo para completar este formulario y utilice hojas adicionales si es necesario. Su lista para cada columna debe tener, al menos, 20 elementos. La mayoría de la gente tendrá mucho más. Mira cuidadosamente para ver qué es lo que funciona y qué no funciona en tu vida.

Paso 2

Revise cada columna y luego marque con un círculo las cinco entradas más significativas de cada una. Clasifica cada una de esas cinco de una a cinco, siendo una la más importante y cinco la menos importante. Ahora regresa a los 5 primeros de la columna "Malo" e identifica exactamente qué es lo que te resulta tan difícil de estos puntos. Mírelos bajo el microscopio hasta que tenga una imagen clara de las principales cosas en su vida que están comprometiendo su salud.

Selecciona el peor (#1 en la columna de los malos) y determina cuánto está perjudicando tu bienestar. Comprométase a eliminar este elemento de su vida. Diseñe un plan para lograrlo y la fecha en la que se hará. Anote su resolución y póngala en un lugar privado, pero en un lugar donde la vea a menudo. Si es demasiado personal, use un símbolo para representarlo y colóquelo en algún lugar para que lo vea varias veces al día. Una vez logrado, haga lo mismo con el número 2 en la columna "malo", y así sucesivamente.

Desde la columna "bueno" revisa las cinco cosas positivas que has marcado y mira lo que puedes hacer para traer más de cada una de ellas a tu vida. Al eliminar los factores de estrés emocional negativos y mejorar las experiencias emocionales positivas en su vida, usted recupera el poder personal y se acerca a vivir su estilo de vida más saludable.

Vitamina S - ¡Sueño!

El sueño es una parte fundamental de la buena salud. De hecho, no se puede vivir sin él. Sin embargo, encuentro que cerca de la mitad de los pacientes de mi consulta no duermen lo suficiente en términos de calidad o cantidad. No están solos. Casi el 50% de los estadounidenses sufren de sueño deficiente, de acuerdo con la encuesta del Índice de Salud del Sueño realizada por la Fundación Nacional del Sueño en 2014.

El análisis de datos de Northcube, creador de la popular aplicación de relojes despertadores *Sleep Cycle*, encontró que de sus casi medio millón de usuarios en todo el mundo, ¡los americanos tenían la peor calidad de sueño! Curiosamente, los usuarios suizos tenían la mejor calidad de sueño, a pesar de que en promedio sólo dormían cuatro minutos más por noche que sus homólogos americanos adormecidos. También se informó que los usuarios de aplicaciones en Canadá, México, Nueva Zelanda y Japón tenían un sueño deficiente. Veamos el sueño con más detalle.

El Papel del Sueño

El adulto promedio necesita ocho horas de sueño por noche para mantener la función normal del cuerpo. Durante el ciclo de sueño, el cuerpo entra en un modo de reparación y reemplazo, en el cual la hormona de crecimiento es producida y enviada a todas las células. Esto promueve la reparación celular y la creación de nuevas células. Además, las células trabajan para reducir la inflamación creando antioxidantes.

La tiroides está muy activa durante el sueño. Además, una cantidad considerable de producción de hormona tiroidea ocurre durante el sueño.

Los estudios han determinado que el sueño insuficiente (definido como menos de siete horas por noche) a largo plazo puede llevar a la pérdida de memoria, al mal juicio, a la obesidad, a enfermedades cardíacas, a úlceras estomacales, al estreñimiento y a la depresión.

Por si fuera poco, también aumenta la tasa de crecimiento de tumores, envejece prematuramente, socava su sistema inmunológico y puede aumentar el riesgo de desarrollar una enfermedad autoinmune.

Apnea del Sueño e Hipotiroidismo

La apnea del sueño es una condición de salud en la que el durmiente deja de respirar durante unos segundos. La falta de oxígeno durante estas pausas en el patrón de respiración regular despierta parcialmente a la persona de forma intermitente durante la noche. El resultado es la fatiga matinal y los dolores de cabeza. La gravedad de la apnea del sueño se refleja en la severidad de los síntomas.

Hay tres formas de apnea del sueño: obstructiva, central y mixta. En la apnea obstructiva del sueño, la vía respiratoria se bloquea. La apnea central del sueño difiere porque involucra la parte del cerebro que da la señal al cuerpo para que respire. Finalmente, la forma mixta es una combinación de apneas obstructivas y centrales del sueño.

Existe una clara relación entre el hipotiroidismo y la apnea del sueño, ya que el 30% de las personas con apnea del sueño también han sido diagnosticadas con hipotiroidismo.

Aún más preocupante es un estudio en el que se encontró que más del 50% de los participantes tenían altos anticuerpos tiroideos. Es importante señalar que no todos los que tenían elevados anticuerpos tiroideos tenían hipotiroidismo. ¡Esto implica que la apnea del sueño puede ser una causa de la tiroiditis de Hashimoto!

Como se ha indicado en los párrafos anteriores, el sueño es vital para nuestra salud, y la falta de él, ya sea en calidad o cantidad, nos hace susceptibles a enfermedades crónicas. Es esencial que cualquier persona con problemas de sueño mire de cerca los posibles desencadenantes, incluyendo la apnea del sueño.

Si le han dicho que ronca o deja de respirar durante la noche, sería prudente que le hicieran una prueba de apnea del sueño. Si se le ha diagnosticado apnea del sueño, explore sus opciones de tratamiento. Hay alternativas a la voluminosa máscara de CPAP.

Insomnio

Un Sorprendente Síntoma de la Baja Función Tiroidea

El insomnio se define como la dificultad para conciliar el sueño o para permanecer dormido y puede tener un profundo efecto en la salud. Alrededor del 30% de los adultos americanos reportan haber experimentado insomnio en algún grado en los últimos 12 meses. Entre el 10 y el 15% experimentan insomnio crónico. Muchas de estas personas recurren a medicamentos para ayudarles a dormir. Desafortunadamente, una revisión reciente por parte de la FDA ha encontrado que muchos de los medicamentos para dormir de venta libre no son efectivos.

Hay muchas causas de sueño insuficiente, incluyendo malos hábitos de sueño, aumento del estrés, depresión, ansiedad, síndrome de las piernas inquietas, efectos secundarios de los medicamentos y fatiga suprarrenal.

Es fácil dar el sueño por sentado, hasta que no se tiene suficiente. Una noche de sueño de sólo cuatro a seis horas puede impactar tu habilidad de pensar claramente al día siguiente, y cuando una noche se extiende a dos o tres, luego semanas o meses, tienes un serio problema en tus manos.

- Insomnio crónico se define como los patrones de sueño deficiente que duran más de un mes y se divide a su vez en tres subtipos:

- Insomnio crónico de despertar precoz: se despierta después de unas pocas horas de sueño.

- Insomnio crónico de mantenimiento del sueño: personas que tienen dificultades para volver a dormirse después de despertarse, a menudo varias veces por noche.

- Insomnio crónico de inicio del sueño: dificultad para dormirse

Típicamente hay uno o más trastornos de salud que son las causas subyacentes del insomnio crónico. Basado en mi experiencia clínica, la causa más común es el síndrome de fatiga suprarrenal avanzada.

Como usted recuerda, he discutido esto en detalle en el capítulo 5. He aquí cómo se relaciona con el insomnio: en el síndrome de fatiga suprarrenal avanzada los niveles bajos de cortisol se encuentran a lo largo del día pero tienden a ser más altos por la noche. Esto explica un síntoma común del Síndrome de Fatiga Suprarrenal a menudo descrito como sentirse "cansado" por la noche.

Una prueba suprarrenal de saliva puede ayudarte a determinar tus niveles de cortisol por la noche. Si es alto, entonces los suplementos específicos pueden reducir sus altos niveles nocturnos de cortisol para ayudarle a dormir mejor.

Muchos se benefician del uso del citrato de magnesio ya que calma la mente y el cuerpo. Los estudios han encontrado que 400 mg por hora antes de acostarse mejora la calidad del sueño significativamente sin el aturdimiento matutino asociado con otras ayudas naturales para el sueño como la melatonina o el GABA.

Pasos Para Mejorar la Calidad del Sueño

Si usted está experimentando apnea del sueño o cortisol nocturno elevado, tendrá que abordar estos problemas primero. Sin embargo, hay muchas cosas que puedes hacer para mejorar la calidad del sueño en general. Las siguientes recomendaciones se dividen en tres categorías: 1) Optimizar su dormitorio para dormir, 2) Prepararse para ir a la cama, 3) Mejorar el sueño a través del estilo de vida.

Optimice su Dormitorio Para Dormir

Dormir en completa oscuridad o cerca de la oscuridad, esto ayuda a la glándula pineal sensible a la luz a producir cantidades adecuadas de melatonina y serotonina. Esto puede significar la instalación de cortinas de oscurecimiento, cubrir los despertadores L.E.D., eliminar las luces nocturnas y evitar encender las luces durante las visitas nocturnas al baño.

Establezca la temperatura del dormitorio entre 60° y 68° grados. El sueño se ve afectado negativamente si la temperatura está por encima o por debajo de las temperaturas sugeridas.

Limitar la electrónica en el dormitorio. Los campos electromagnéticos (CEM) generados por la electrónica también pueden afectar la calidad del sueño. Mantenga todos los aparatos electrónicos necesarios al menos a un metro de su cuerpo. Una vez más, recuerde cubrir cualquier cara del reloj para bloquear la luz LED. Personalmente, desenchufo todos los aparatos eléctricos no necesarios de la casa antes de ir a la cama. También debe desconectar el Wi-Fi de la casa antes de acostarse, ya que la señal puede perturbar el sueño.

Los despertadores ruidosos interrumpen los patrones de sueño. Ser despertado por un sonido estridente, aunque efectivo, puede causar estrés. Los relojes despertadores de amaneceres se están volviendo cada vez más populares: en lugar de un sonido, una luz del amanecer, muy parecida a la de un amanecer natural, te despierta a una hora determinada. Una de las alarmas solares mejor valoradas es la luz despertadora Hf3470/60de Philips

Las camas son para dormir. Evite ver la televisión y hacer trabajos en la cama, lo que puede dificultar el sueño. Los dormitorios separados pueden ser apropiados si tiene problemas para dormir debido a los ronquidos o a una pareja inquieta.

Prepararse Para Ir A La Cama

Acostarse a las 10 pm es ideal ya que las glándulas suprarrenales se recargan entre las 11 pm y la 1 am. También mantener un horario de sueño regular, incluso los fines de semana, ayuda al cuerpo a establecer ritmos circadianos (de sueño) saludables.

Líquidos y vejiga: Evita cualquier líquido, al menos, dos horas antes de acostarse y usar el baño antes de dormir. Es obvio que lo sabes, pero te sorprendería la frecuencia con la que la gente no hace esto.

Los bocadillos de la noche deben consistir en una fuente de alta proteína: el L-triptófano promueve la producción de melatonina. Añadiendo un pequeño trozo de fruta con su bocadillo de la noche mejora el transporte de L-triptófano a través de la barrera hematoencefálica. Evite los bocadillos con alto contenido de azúcar y granos.

Un baño o ducha caliente antes de acostarse eleva temporalmente la temperatura corporal. La subsiguiente caída de la temperatura desencadena el mecanismo del sueño en el cuerpo. Además, llevar calcetines a la cama ayuda a mejorar la circulación de los pies durante la noche.

Minimice la estimulación antes de acostarse. Por lo tanto, nada de televisión o proyectos de trabajo por lo menos una hora antes de acostarse. Se ha descubierto que la televisión interrumpe la función de la glándula pineal. La música relajante es una opción mucho mejor. Para aquellos que sufren de una mente acelerada por la noche, se ha encontrado que escribir un diario ayuda a despejar la mente.

Cambios en el Estilo de Vida Para Dormir Mejor

Evite la cafeína y el alcohol y compruebe que cualquier medicamento que esté tomando no tenga efectos secundarios que puedan afectar a su sueño. Es posible que tenga que hacer ajustes cuando tome ciertos medicamentos. He descubierto que muchos problemas de salud pueden resolverse de forma natural, eliminando la necesidad de medicamentos que interrumpen el sueño.

Los ejercicios de relajación antes de dormir pueden ayudar a activar la parte de descanso y digestión del sistema nervioso. Hay varios de estos ejercicios. Mi favorito es el ejercicio de relajación de los músculos faciales, en el que se empieza por apretar la cara un par de segundos y luego se centra en la relajación de los músculos de la cara, empezando por la frente, luego los músculos alrededor de las cejas y la nariz, y finalmente los músculos de la boca y la mandíbula. Recomiendo visualizar los músculos relajándose al inhalar y la tensión levantándose al exhalar. Normalmente repito este ejercicio tres o cuatro veces hasta que me siento relajado y me duermo.

La Importancia del Ejercicio

El ejercicio es una parte importante de un estilo de vida saludable, pero muchos de mis pacientes hipotiroideos se enfrentan a un problema. ¿Cómo se puede hacer ejercicio cuando siempre se está agotado, especialmente si el ejercicio empeora la fatiga?

Desafortunadamente, no hay consenso entre los expertos en tiroides sobre qué tipo de ejercicio es mejor para los que tienen problemas de tiroides. He pasado años escudriñando las investigaciones y he encontrado enfoques para el ejercicio que han ayudado a mis pacientes. Esta sección está escrita para proporcionarle las pautas para un ejercicio saludable cuando usted tiene una función tiroidea baja.

¿El Ejercicio Mejora o Empeora sus Síntomas?

Debido a que la producción de energía es inherentemente baja con la mayoría de los trastornos tiroideos, es importante centrarse en el nivel de fatiga después de la actividad. Es importante revisar cuidadosamente su respuesta al ejercicio porque los cambios en la resistencia, especialmente las mejoras, son indicadores útiles de la dirección en la que pueden ir los cambios en el estilo de vida y el tratamiento.

Su respuesta al ejercicio es más significativa que el punto práctico de determinar qué actividades excesivamente fatigantes hay que evitar. La baja función tiroidea aumenta el riesgo de hacer ejercicio en exceso. Debido a que el cuerpo tiene un umbral en cuanto a la cantidad de ejercicio que es beneficiosa, un exceso en realidad causa daño al cuerpo.

Un buen ejemplo de esto es correr un maratón. Si no estás familiarizado con el origen de esta carrera, viene de la antigua Grecia. Un soldado griego corrió 25 millas de Maratón a Atenas para anunciar la derrota del ejército persa. Al dar la buena noticia, el soldado cayó muerto de cansancio.

Tal vez sea un ejemplo extremo, pero el punto es claro: demasiado esfuerzo físico es problemático. Para los individuos con baja función tiroidea, este umbral es mucho más fácil de cruzar que para otros.

Ejercicio Excesivo, Cortisol y Trastornos de la Tiroides

El exceso de ejercicio es especialmente preocupante para cualquier persona con la tiroides baja, ya que provoca un aumento de cortisol. Revisamos el papel del cortisol en la función tiroidea en el capítulo 5. Basta decir que el aumento de cortisol puede reducir la conversión de la hormona tiroidea y aumentar la resistencia a la misma.

Aquellas personas con una baja producción de cortisol debido al síndrome de fatiga suprarrenal probablemente experimentarán un empeoramiento de la fatiga a medida que las glándulas suprarrenales traten de liberar cortisol, pero no logren producir una respuesta apropiada a la mayor inflamación asociada con el ejercicio extenuante.

Además, el ejercicio extenuante aumenta el uso de minerales electrolíticos en el cuerpo, como el potasio, el sodio, el cloruro y el bicarbonato. Es probable que estos electrolitos estén desequilibrados en aquellos con una baja función tiroidea, y el ejercicio podría empeorar este desequilibrio.

Esto es especialmente pertinente para aquellos que también experimentan el síndrome de fatiga suprarrenal porque las glándulas suprarrenales juegan un papel en el reciclaje de los minerales electrolíticos en los riñones. Cuanto más grave es la disfunción suprarrenal, más probable es que los electrolitos se pierdan a través de la orina.

Por último, como los nutrientes suelen ser bajos debido a la mala absorción en las condiciones de la tiroides, la recuperación del ejercicio toma más tiempo. En esos casos, los tejidos musculoesqueléticos no tienen suficientes bloques de construcción para reparar el daño que se produce con el ejercicio extenuante. El resultado es un dolor y una fatiga muscular duraderos.

Síntomas del Exceso de Ejercicio

Debido a la preocupación del exceso de ejercicio con una función tiroidea baja, es importante reconocer los síntomas del exceso de ejercicio. Los síntomas más inmediatos, como la fatiga, los cambios de humor, la falta de sueño y la niebla cerebral, se notan poco después del ejercicio excesivo y pueden extenderse a los días siguientes.

Los resultados a largo plazo del ejercicio excesivo incluyen la pérdida de masa muscular y el aumento de la acumulación de grasa. Dadas nuestras ideas sobre el ejercicio en general, esto puede parecer contradictorio, por supuesto, pero el estrés del sobreesfuerzo desencadena un aumento de cortisol, que, a su vez, desencadena la retención de grasa. La pérdida de músculo ocurre cuando el cuerpo, en momentos de déficit extremo de energía, busca en las células musculares una fuente de energía.

La Paradoja del Ejercicio y la Tiroides Baja

Debido a que la hormona tiroidea T3 regula la producción de energía dentro de las células, aquellos con baja función tiroidea deben esperar tener menos energía disponible para su uso. Como resultado, los efectos beneficiosos asociados con los entrenamientos intensos (pérdida de peso, aumento de la resistencia, sensación de bienestar y mejor sueño) no se experimentan típicamente con los trastornos de la tiroides. En cambio, la mayoría de aquellos con condiciones de la tiroides se disparan más allá de su umbral de ejercicio hacia el estado pro-inflamatorio de sobre-ejercicio.

Tenga en cuenta que el ejercicio es beneficioso para usted. Simplemente debe adaptar su ejercicio para que coincida con la capacidad de su cuerpo para manejar el estrés asociado con el ejercicio. Encontrar un programa de ejercicios que funcione se basa, en parte, en cuán afectado está por su condición tiroidea.

Como regla general, cuanto menos resistencia tengas, más cuidadoso debes ser. Aquellos que se sienten mejor después de cambiar sus medicamentos pueden estar en riesgo de hacer demasiado ejercicio, especialmente si las deficiencias nutricionales no han sido tratadas. La clave es *ir despacio*.

Reconstruye Tu Cuerpo Primero

Si ha estado inactivo y quiere empezar a hacer ejercicio, es esencial que empiece poco a poco. Puede que encuentres el yoga restaurador o el yoga Yin especialmente útil, como lo han hecho muchos de mis pacientes. Esto es especialmente relevante para aquellos que han experimentado una fatiga severa durante un período de tiempo prolongado.

Los ejercicios suaves como los movimientos meditativos fluidos del Tai Chi o el Qigong también benefician enormemente a los que tienen una función tiroidea baja. Estos ejercicios se desarrollaron en la antigua China y se han utilizado como parte de una rutina antienvejecimiento seguida por muchos ancianos chinos. Ambas prácticas se adaptan bien a la comunidad de tiroides baja. Discutiré el Tai Chi y el Qigong con más detalle en la próxima sección.

Aquellos que tienen una mejor resistencia, es decir, que pueden pasar su día de trabajo con suficiente energía para ejercitarse después, se beneficiarán del ejercicio aeróbico de bajo impacto y del entrenamiento de fuerza. Una vez más, con cualquier ejercicio aeróbico, asegúrese de comenzar lentamente y de medir su respuesta al día siguiente del ejercicio. Si está agotado, entonces has ejercitado demasiado.

La clave para el ejercicio de entrenamiento de fuerza es empezar con bajas repeticiones y descansos entre series. Sin conocer su capacidad de ejercicio, le aconsejo que consulte con un entrenador personal que tenga experiencia en trabajar con condiciones de tiroides bajas.

El yoga también es una buena opción, especialmente las formas de yoga que enfatizan el trabajo de la respiración. Recomiendo una clase en la que el instructor esté familiarizado con el trabajo de aquellos que tienen condiciones de fatiga crónica.

No recomiendo estilos de yoga caliente, como el Bikram Yoga. Aunque el calor puede sentirse bien durante la actividad, es desvitalizante, y hay una mayor probabilidad de exceso de ejercicio. Además, aquellos que experimentan el síndrome de fatiga suprarrenal junto con la tiroides baja probablemente experimentarán una fatiga prolongada ya que el calor a menudo empeora los desequilibrios electrolíticos.

Mindfulness y Restauración de las Emociones

El Mindfulness y la reducción del estrés se han convertido en un tema muy investigado en la medicina del cuerpo y la mente. Los estudios han demostrado numerosos beneficios asociados con las técnicas que se discuten en esta sección. Es más, muchos de los beneficios descubiertos pueden abordar específicamente los síntomas relacionados con la baja función tiroidea.

Las técnicas de manejo del estrés utilizadas en la medicina mente-cuerpo se denominan colectivamente reducción del estrés basada en la atención plena (MBSR) e incluyen la meditación, el yoga y las prácticas de conciencia corporal. La MBSR fue creada inicialmente por el Dr. Jon Kabat-Zinn, quien ha investigado los beneficios de estos métodos. Su trabajo ha inspirado a otros a enseñar estas útiles técnicas de MBSR. El sitio web www.palousemindfulness.com ofrece un curso de entrenamiento gratuito de MBSR en línea.

Con una maestría en medicina oriental, he encontrado que el Qigong y el Tai Chi son útiles para calmar la mente y reducir los efectos del estrés. Por lo tanto, los he añadido a la lista de actividades recomendadas por el MBSR. Ambas formas de movimiento meditativo se originan en las artes marciales chinas. Sin embargo, son increíblemente suaves y ayudan a fortalecer el cuerpo, reducir el estrés y despejar la mente.

Beneficios de la Meditación

La meditación es el proceso de dirigir la atención hacia adentro en vez de hacia el mundo exterior. A menudo se centra en la respiración y en dejar ir los pensamientos de las preocupaciones diarias, las tareas y los plazos. Es una técnica simple que te ayuda a desarrollar una mente tranquila y una calma duradera en el cuerpo. Los estudios han confirmado los beneficios de la meditación y han encontrado que es una herramienta útil para la ansiedad. Personalmente, pienso en ella como un entrenamiento para la mente.

Hay muchos programas en línea, aplicaciones para teléfonos inteligentes y meditaciones guiadas disponibles para su uso. Una de las mejores aplicaciones para teléfonos inteligentes, tanto para iOS como para Android, es la premiada *Calm*. Es una suscripción de pago, pero he organizado una prueba gratuita de un mes de duración para mis lectores (www.calm.com/calmhealthtrial). Aunque hay muchas meditaciones guiadas excelentes, he encontrado algunas específicas para las condiciones de la tiroides. Considero que la mejor es la Meditación de la Tiroides de Demo DiMartile.

Qigong and Tai Chi

El Qigong es un antiguo sistema de movimiento meditativo desarrollado en China hace unos 5000 años. Literalmente significa "trabajo de energía" o "trabajo de respiración", el qigong es una combinación del enfoque interno de la meditación y las formas de movimiento que ayudan a calmar y fortalecer el cuerpo. Hay muchos estilos diferentes de qigong. El qigong médico sería el más adecuado para sus necesidades, ya que esta rama se ha desarrollado para tratar enfermedades crónicas. En los últimos años, el qigong médico ha crecido en los Estados Unidos. Un buen recurso para encontrar practicantes de qigong es el www.qigonginstitute.org.

El Tai chi es una forma de movimiento de meditación desarrollada en el siglo XV, que combina elementos de qigong y artes marciales y es muy eficaz para calmar y despejar la mente, aumentar la energía y fortalecer el cuerpo. Además, el tai chi puede adaptarse a cualquier limitación que pueda experimentar en cuanto a resistencia, debilidad o dolor. Las clases de Tai chi suelen ser más fáciles de encontrar debido a su popularidad. Además, hay muchos videos en línea incluyendo Tai Chi para principiantes por el Dr. Paul Lam.

Ya sea que pruebes el qigong, el tai chi u otra actividad del MBSR, basado en mi experiencia, creo que lo encontrarás útil. No me sorprendería si hiciera una tremenda diferencia en su recuperación. Asegúrate de revisar tu centro comunitario local para ver si hay clases.

Tómese Tiempo Para Usted Mismo

En la era de las exigencias cada vez mayores, hacer tiempo para uno mismo se está volviendo raro. Entre las tendencias que he notado como practicante está la erosión del equilibrio entre trabajo y vida. Muchos profesionales ocupados se encierran en una mentalidad de trabajo 24 horas al día, 7 días a la semana. Si se añade la paternidad a las exigencias del trabajo, el tiempo libre se reduce a menudo a cero.

Dr. Shawn Soszka

En todo el caos de la vida moderna, es importante crear un tiempo para ti mismo en el que te alejes de las demandas diarias. Cambiar tu forma de pensar, centrándote en tu propio bienestar es crítico para tu salud. Si este enfoque le conviene, trate de tener citas con usted mismo para actividades placenteras. Usar las actividades de reducción de estrés basadas en la atención plena que se mencionaron anteriormente puede ser una buena manera de crear "tiempo para uno mismo".

Puntos Destacados del Capítulo 11

- Los efectos del estrés crónico pueden ser perjudiciales para el cuerpo. Es importante encontrar formas de reducir el estrés. En este capítulo se enumeran muchas herramientas eficaces para ayudar a controlar el estrés emocional.

- Mientras que el sueño excesivo es común en las condiciones de tiroides baja, algunos tienen problemas para descansar toda la noche. Cualquier problema de sueño debe ser identificado y abordado para mejorar la función tiroidea.

- El ejercicio es importante para una salud óptima, pero quienes tienen una función tiroidea baja son propensos a hacer un ejercicio excesivo que daña el cuerpo y empeora su condición.

- El yoga, el tai chi y el qigong son buenas formas de restaurar la energía y preparar el cuerpo para un ejercicio más intenso.

CAPÍTULO 12

Hágase Cargo de su Salud

Sea Su Propio Defensor

EN LA ESCUELA, UNA DE MIS clases favoritas era la de filosofía naturista en la que estudiamos los principios rectores de la medicina holística. Uno de mis favoritos entre estos principios es "Docere", que significa "doctor como profesor" en latín. Pero va en ambos sentidos.

A lo largo de los años, me he dado cuenta de que algunos de mis más valiosos aprendizajes han sido de mis pacientes. Ninguna persona puede saberlo todo, y si usted tiene conocimiento de su condición de salud, debe compartir su conocimiento con su médico. Dicho esto, algunos profesionales pueden ser más receptivos a sus aportaciones que otros.

Ser tu propio defensor significa defender tus derechos como paciente para que tengas la mejor oportunidad de curarte. Esto puede ser especialmente difícil en las afecciones relacionadas con la tiroides porque la "línea de partido" de la medicina convencional no ha evolucionado desde la década de 1970. Esto puede requerir que usted encuentre un médico que sea "conocedor de la tiroides", que sabrá más que sólo cómo prescribir la medicación de la tiroides T4. Si eso no es una opción, puede que tenga que educar a su médico.

Por Dónde Empezar

Al elegir su equipo de atención médica, primero debe buscar en los sitios web de los miembros de las sociedades profesionales de medicina holística, naturista y funcional. Esto ayudará a eliminar a aquellos que están mal entrenados, ya que la mayoría requieren completar un programa de certificación antes de ser listados en su sitio.

Cuando encuentre una buena pista, averigüe si el profesional ofrece consultas gratuitas. La mayoría de los practicantes lo hacen, permitiéndote tener una idea de su enfoque, si pueden ayudarte, y si te sientes cómodo trabajando con ellos.

En muchos sentidos, el enfoque holístico de la medicina de la tiroides sólo ahora está recibiendo la atención que merece. Por supuesto, esto a menudo significa que hay una curva de aprendizaje empinada para los profesionales nuevos en el enfoque.

Para facilitarle un poco el trabajo, he creado una lista de lectura que puede darle a su médico (ver Apéndice B: Lista de lectura). Por supuesto, las realidades de una práctica ocupada y cualquier apariencia de equilibrio entre la vida y el trabajo puede retrasar este proceso, incluso en el más abierto de los proveedores de atención médica.

Pídale a su Proveedor Pruebas de Laboratorio Completas

Espero que al leer este libro, haya llegado a comprender lo importante que es mirar más ampliamente para experimentar una mejora duradera de la salud. Los días de hacer un diagnóstico basado únicamente en la TSH deberían haber terminado. Es muy importante que se haga un diagnóstico basado en todos los datos disponibles. Por esta razón, recomiendo pedir a su proveedor los análisis completos de la tiroides, incluyendo los anticuerpos de la tiroides si no se ha hecho ya. Asimismo, se recomienda un panel completo de hierro y vitamina D.

Haciendo sus Propias Pruebas de Laboratorios

Si por cualquier razón, su practicante no puede o no quiere pedir estas pruebas laboratorios, hay laboratorios comerciales a los que puede pedir directamente.

Todas estas compañías contratarán a sitios locales de extracción de sangre o equipos móviles de flebotomía en su área. He creado una lista de los laboratorios que utilizo (ver Recursos de pruebas). Varios de estos laboratorios le permiten hacer pedidos directamente sin la participación de un médico.

Haciendo Cambios de Estilo de Vida

El aprendizaje y la comprensión son importantes, pero aplicar esa nueva comprensión, ponerla en práctica, es esencial para hacer cambios positivos en su salud. Con eso en mente, les insto a desarrollar una estrategia para un cambio de estilo de vida.

Por supuesto, no pretendo conocer sus circunstancias personales, pero la mayoría de las personas pueden encontrar formas de empezar a hacer cambios que mejoren la salud, ya sea mejorando la dieta, el control del estrés, añadiendo vitaminas y suplementos o empezando una clase de yoga. Cualquier cambio positivo es un paso en la dirección correcta.

Prioridades

Como una forma de ofrecer orientación desde lejos, he creado algunas prioridades en categorías clave que ayudan a proporcionar infraestructura para hacer más manejable el cambio de estilo de vida. Intente aplicar una recomendación de al menos una de las áreas enumeradas a continuación por semana.

Por supuesto, que su nivel de salud y habilidad sea una guía en este proceso. El objetivo aquí es deshacerse de tantos "pasos atrás" de su vida como sea posible para que pueda avanzar hacia una mejor calidad de vida.

Mental/Emocional

Para muchos, el alto estrés de la vida moderna puede ser una fuente de sufrimiento mental/emocional. Como ya he comentado en el capítulo 11, hay una serie de herramientas útiles a su disposición, muchas de las cuales puede hacer en casa.

Entre mis favoritos están el inventario de estrés que hago unas cuantas veces por año y meditación. Hay muchas opciones de meditación en casa, DVDs, aplicaciones telefónicas y videos en línea. Crear tiempo en su día para usted mismo es esencial porque los humanos lo necesitan para prosperar.

Cambio de Dieta

Los cambios en la dieta recomendados en el capítulo 9 son importantes para eliminar posibles alimentos alérgicos, eliminar la inflamación y mejorar el estado nutricional comiendo alimentos llenos de vitaminas, minerales y antioxidantes. La pregunta es, ¿puedes hacer todo lo posible con esta dieta? Si puede, entonces debería empezar a ver mejoras rápidamente.

Pero si tienes que elegir por cualquier razón, te recomiendo que empieces por eliminar de tu dieta toda la comida procesada y basura que puedas. Luego, cambien a frutas y vegetales orgánicos, carnes saludables, pescados y huevos. En tercer lugar, eliminar el gluten. Estoy seguro de que algunos argumentarían que esto debería ser lo primero, y tal vez así sea, pero para muchos esto es un desafío significativo porque el gluten está en casi todo. Además, si tienes algún problema digestivo, te recomiendo que te hagas un análisis de sangre para la enfermedad celíaca antes de eliminar el gluten, porque no puedes obtener un resultado exacto una vez que has estado sin gluten durante más de 6-8 semanas.

Ejercicio

Como se mencionó anteriormente, el ejercicio puede ser un desafío para aquellos con baja función tiroidea. Sin embargo, es importante porque el cuerpo utiliza el ejercicio para procesar las toxinas, eliminar los desechos y estimular el metabolismo. Su capacidad define en última instancia tanto el tipo como la frecuencia del ejercicio. Para aquellos que están profundamente afectados por la baja función tiroidea, recomiendo el yoga reparador, que es muy nutritivo para el cuerpo, antes de intentar cualquier otra forma de ejercicio.

¡Sigue aprendiendo!

Usted está en un viaje de recuperación de la salud, y es importante que siga educándose para ayudar mejor a lo largo de su proceso y tal vez el de los demás. Parte de este aprendizaje vendrá por ensayo y error, encontrando lo que funciona para su cuerpo. Además, hay un número creciente de excelentes recursos en formato impreso y en línea. Los grupos de apoyo pueden ser útiles tanto para su educación como para su apoyo emocional.

Mantener el Objetivo/¡Desarrolla un detector de FC!

A medida que continúes educándote, es probable que encuentres mucha información en línea, algunas de las cuales pueden ser contradictorias o simplemente erróneas. Por esta razón, recomiendo desarrollar un detector de "FC". Por supuesto, "FC" significa "Fuente Creíble". Esto es especialmente relevante con respecto a los remedios caseros que pueden ser peligrosos y "expertos en salud" que son mejores en la venta de sus suplementos que en la ampliación de su comprensión de su condición de salud.

Grupos de Apoyo - Pros y Contras

Los grupos de apoyo pueden ser útiles porque en ellos tienes la oportunidad de conocer a personas que entienden los problemas de salud que estás experimentando. Esto puede ser de enorme beneficio para aquellos que se sienten a la deriva en su enfermedad.

La mayoría de los grupos de apoyo se han trasladado a Internet, lo que ofrece un grupo más amplio de personas con las que compartir y aprender. Hay algunos buenos grupos de apoyo centrados en las preocupaciones sobre la tiroides que se enumeran a continuación.

También hay posibles "contras" que puede experimentar en los grupos de apoyo: grupos más pequeños que tienen una visión muy negativa de su estado de salud y casos de "el ciego guiando al ciego", en los que puede recibir información inexacta. He visto pacientes que han probado algunos remedios caseros muy poco comunes, lo que les ha hecho retroceder considerablemente. Esto debería subrayar la importancia de trabajar con un proveedor que pueda determinar la legitimidad del asesoramiento médico.

Buenos Recursos en Línea

He incluido algunos de mis recursos favoritos en línea para la educación y el apoyo de la tiroides. Hay muchos sitios en línea, y trato de mantener un seguimiento de mucho de lo que está disponible.

Tiroiditis de Hashimoto

Me gusta la información ofrecida por la Dra. Izabella Wentz, autora de La Causa Raíz, en su sitio: www.thyroidpharmacist.com. Como farmacéutica y alguien que tiene tiroiditis de Hashimoto, tiene una perspectiva equilibrada.

Tiroides en General

www.stopthethyroidmadness.com es un sitio web muy informativo, dirigido a los pacientes. Tienen un grupo masivo de yahoo, que puede ser una buena fuente de información.

www.hypothyroidmom.com es otro buen recurso en línea, que ofrece valiosos conocimientos escritos y conservados por Dana Trentini, una bloguera que superó su hipotiroidismo.

Encuentre un Médico que Pueda Ayudar

A lo largo de este libro, he discutido la importancia de encontrar y trabajar con un proveedor de atención médica que entienda las complejidades de la corrección de las condiciones de la tiroides. Si usted no está contento con el cuidado de la salud que está recibiendo actualmente, usted tiene opciones. He creado una lista de diferentes sociedades médicas con mentalidad holística y funcional que puede utilizar para buscar un profesional en su área.

Por supuesto, si desea trabajar conmigo, estoy disponible para citas en persona en mi clínica de Portland, Oregón y consultas en línea para aquellos que están a distancia (Oregón y Washington solamente). Visite mi sitio web para más detalles: www.drsoszka.com.

Sociedades de Medicina Funcional

Instituto de Medicina Funcional

El Instituto de Medicina Funcional (por sus siglas en inglés IFM) es una de las mayores organizaciones de profesionales de la medicina funcional que imparte capacitación en todos los aspectos de las condiciones de salud, incluida la tiroides. Soy miembro del IFM.

Universidad de Medicina Funcional

La Universidad de Medicina Funcional (por sus siglas en inglés FMU) es un programa de entrenamiento en línea para profesionales de la salud. Al igual que la FMU anterior, los miembros están capacitados para tratar muchas condiciones de salud desde la perspectiva de la medicina funcional. Soy miembro de la FMU.

Academia Americana de Medicina Antienvejecimiento

La Academia Americana de Medicina Antienvejecimiento (A4M), al igual que el Instituto de Medicina Funcional, es una organización con un fuerte énfasis en la salud hormonal y el antienvejecimiento.

Asociación para el Avance de la Medicina Restauradora

Una organización más pequeña con sede en el Canadá, la Asociación para el Avance de la Medicina Restauradora (por sus siglas en inglés AARM), es otra sociedad de medicina funcional que se centra en la tiroides y las hormonas. Soy miembro de la AARM.

Los Médicos Naturópatas

Los médicos naturópatas (N.D.) fueron los fundadores de la medicina funcional allá por 1906. Nuestra perspectiva holística de la salud se ha extendido a otras tradiciones de la salud debido a los fantásticos resultados que obtenemos. Tengo la suerte de contarme entre las filas de esta profesión. La Asociación Americana de Médicos Naturópatas (www.naturopathic.org) es la organización nacional, que ofrece una búsqueda de proveedores en su sitio web. Soy miembro de la AANP.

La Asociación de Endocrinología de Médicos Naturópatas (www. EndoANP.org) es una organización de médicos naturópatas que se especializa en el tratamiento de trastornos endocrinos, incluidas las afecciones de la tiroides. Soy miembro de la EndoANP.

Cómo entrevistar a un médico

Una vez que has encontrado uno o más practicantes con mentalidad holística, ¿cómo eliges el correcto? ¿Qué preguntas deberías hacerles? He reunido una lista de preguntas y respuestas preferibles para ayudarte a decidir si el practicante es el adecuado para tus necesidades de salud.

1) **¿Qué pruebas de laboratorio de tiroides ordena? ¿Está dispuesto a pedir un Panel de Tiroides completo, incluyendo TSH, T4, T3, T3 reversa y anticuerpos de tiroides?** *Si el médico usa exclusivamente la TSH y se resiste a ordenar la prueba completa, entonces es mejor que siga adelante porque no están al día con la investigación de la tiroides.*

2) **Cuando dosifica la medicación para la tiroides, ¿tiene en cuenta mis síntomas, y no sólo los resultados del laboratorio?** *La respuesta debería ser sí. Como he explicado en este libro, los laboratorios no son perfectos y no captan todos los aspectos de la función tiroidea. Los síntomas son muy importantes, al igual que otras formas de pruebas. Su médico debería considerar todos estos factores.*

3) **¿Es la levotiroxina el único medicamento para la tiroides que prescribe?** *La respuesta debería ser no. Un buen profesional debería ser versado en el uso de la hormona tiroidea natural desecada y los medicamentos T3, lo que le permitiría personalizar un protocolo de medicación para sus necesidades.*

4) **¿Con qué frecuencia ordenará pruebas para revisar mis niveles de tiroides?** *Deberían recomendar revisar sus niveles*

*tiroideos de TSH, T3 libre, T4 libre, y T3 reversa cada 6 a 8
semanas mientras encuentran una dosis óptima de medicamento
para la tiroides. Después, deberían ser examinados cada 4 a 6
meses.*

5) **¿Utiliza la dieta y la nutrición para tratar la tiroides?**

   ¿Tendré que cambiar mi dieta? *Quiere un sí a ambas
   preguntas. Muchos alimentos causan o empeoran la
   inflamación y carecen de nutrientes. Por lo tanto, dependiendo
   de su dieta actual, puede ser necesario hacer cambios.*

6) **¿Considera la función suprarrenal con problemas de
   tiroides? ¿Cómo evalúa la función suprarrenal cuando es
   necesario?** *Quiere un sí a ambas preguntas. La función
   suprarrenal es una consideración importante con la función
   tiroidea baja ya que ambas son parte del sistema endocrino. Las
   glándulas suprarrenales deben ser consideradas cuando los
   síntomas de la tiroides regresan después de un corto período de
   medicación de la tiroides. La prueba de saliva es el mejor
   método para comprobar la función suprarrenal.*

7) **¿Ordenará una ecografía para comprobar la salud de mi
   tiroides?** *Sí, es la respuesta correcta. Una ecografía de
   referencia es una elección inteligente si los anticuerpos de la
   tiroides están altos, o por el contrario cuando hay
   hipotiroidismo, pero no hay anticuerpos de la tiroides.*

Si el profesional puede responder con éxito a estas preguntas,
entonces son una buena opción para sus necesidades de salud. Continúe
educándose a lo largo de este proceso. Pregúntele a su proveedor sobre
cualquier lectura o recurso recomendado ya que esto expande su
conocimiento mientras prueba el suyo.

Próximos Pasos y Pensamientos Finales

Quiero agradecerle por tomarse el tiempo para leer mi libro. Espero que lo haya encontrado útil e informativo. La información que he compartido ha sido la culminación de más de 18 años de práctica clínica y horas interminables de educación e investigación. Me apasiona la salud de la tiroides y ayudar a la gente a recuperar sus vidas y disfrutar de una salud óptima.

He escrito sobre los muchos aspectos y los diferentes tipos de disfunción tiroidea, las mejores pruebas de tiroides, las opciones de tratamiento y mucho más. Pero lo último "para llevar" es que hay una solución a su problema de tiroides, una que, cuando se aplica, le ayudará a sentirse lo mejor posible. Lo más probable es que usted no haya tenido experiencias positivas en sus esfuerzos por mejorar la salud de su tiroides. Yo digo que esto cambia hoy.

Actúa

Como he dicho antes, por favor, tome medidas inmediatas e incorpore las recomendaciones de este libro en su vida cotidiana. Han funcionado para muchos pacientes y es muy probable que funcionen para usted. Cualquier paso que pueda dar para mejorar su salud le reportará dividendos en el futuro.

Si no tiene un profesional de la salud con el que esté satisfecho, asegúrese de consultar los recursos para profesionales que se indican arriba. Le costará un poco de trabajo encontrarlos, pero hay algunos proveedores brillantes que le ayudarán a recuperar su salud y a hacer cambios para mejorarla.

Aprende Más

¿Quiere aprender más sobre cómo mejorar su salud y optimizar su tiroides? Visite mi sitio web:

www.ThyroidFixBonus.com

para obtener los videos gratis que acompañan a este libro. Únete a mi boletín para obtener la última información sobre la salud de la tiroides y noticias sobre la publicación de mis futuros libros. Estoy en la fase de planificación de mis dos próximos libros sobre la tiroides.

Trabaja Conmigo

Si le gusta mi enfoque para diagnosticar y tratar las condiciones de la tiroides, estoy aceptando nuevos pacientes. Para los que están en el Pacífico Noroeste de los EE.UU., mi práctica clínica está en Portland, Oregon. Visiten www.drsoszka.com para aprender más sobre el trabajo conjunto para restaurar su salud.

Recursos de Prueba

A CONTINUACIÓN, ENCONTRARÁ MUCHOS DE LOS SERVICIOS DE PRUEBAS utilizados por mí y por otros profesionales de la medicina funcional. La primera sección es una lista de servicios de laboratorio estándar que ofrecen una gama completa de análisis de sangre básicos, incluyendo paneles completos de tiroides. La segunda sección contiene una lista de laboratorios especializados que ofrecen pruebas de laboratorios avanzados de medicina funcional. Para cada entrada indico si el consumidor puede hacer un pedido directamente al laboratorio o si un practicante debe pedir primero las pruebas

Servicios de Pruebas de Laboratorio Estándar

Los siguientes laboratorios ofrecen una gama completa de análisis de sangre. Varios de estos laboratorios ofrecen servicios directos al consumidor, permitiéndole ordenar sus propios análisis de sangre. Esto es útil si no puede conseguir que su proveedor de atención primaria ordene un análisis de tiroides completo para usted.

Pruebas de Laboratorio Ulta

www.ultalabtests.com

Un laboratorio directo al consumidor que ofrece servicios de laboratorio completos. Las tarifas son bastante razonables. Ofrecen paneles de laboratorio especiales y permiten construir sus propios paneles de prueba.

Laboratorios Principal

www.principallab.com

Disponible sólo para los profesionales. El director ofrece grandes descuentos en las pruebas de laboratorio, incluyendo pruebas de laboratorio de tiroides completos. Uso este laboratorio exclusivamente para pacientes que pagan de su bolsillo. Los costos típicos son usualmente menos del 20% de la mayoría de los laboratorios principales.

Laboratorios Directos

www.directlabs.com

Un laboratorio directo al consumidor que ofrece servicios de laboratorio completos. Cada mes, Laboratorios Directos ofrece descuentos especiales en una prueba de laboratorio específica, que ya tiene un costo reducido. En promedio, las tarifas de Laboratorios Directos son usualmente menos del 20% de la mayoría de los laboratorios principales.

Laboratorios Especializados

Gran parte de las pruebas de medicina funcional se realizan en laboratorios especializados como los que se indican a continuación. Las pruebas ofrecidas por estos laboratorios consisten en una miríada de herramientas de diagnóstico avanzadas, incluyendo pruebas exhaustivas de heces, ácidos orgánicos, análisis de vitaminas y minerales, y pruebas de toxinas ambientales. La mayoría de estos laboratorios sólo están disponibles a través de profesionales de la salud.

Laboratorios Cyrex

www.cyrexlabs.com

Los laboratorios Cyrex tienen muchos paneles de laboratorio únicos que van desde el panel de reactividad de gluten más completo disponible hasta pruebas de anticuerpos completas. Estos laboratorios son muy útiles para descubrir la raíz de la causa de la autoinmunidad. Disponible sólo para profesionales.

Laboratorios Vibrant America

www.vibrant-america.com
Este laboratorio ofrece la prueba Gut Zoomer, que es una de las pruebas de heces más innovadoras que utiliza la prueba de ADN para identificar la causa de las infecciones intestinales, incluyendo virus, bacterias, parásitos y lombrices intestinales. Esta se ha convertido rápidamente en una de mis pruebas preferidas para evaluar la salud intestinal. Disponible sólo para los profesionales.

Doctor's Data

www.doctorsdata.com
Doctor's Data ofrece pruebas de laboratorio funcionales completas, incluyendo pruebas de orina con metales pesados, pruebas de vías de desintoxicación y pruebas de heces. Disponible sólo para profesionales.

Diagnosticos Genova

www.gdx.net
Genova ofrece muchos paneles de pruebas de medicina funcional muy útiles, incluyendo pruebas de Ácidos Orgánicos y el completo, NutrEval. Disponible sólo para profesionales.

Precision Analytics

www.dutchtest.com
Hogar de la prueba DUTCH (Siglas en ingles para: Prueba de orina seca para hormonas completas). El laboratorio tiene un enfoque estricto en las pruebas de hormonas suprarrenales y sexuales. Ofrecen uno de los informes más completos disponibles. Estas pruebas son muy útiles para desarrollar una profunda comprensión de la salud de las hormonas sexuales y suprarrenales.

Laboratorios Great Plains

www.greatplainslaboratory.com
Great Plains ofrece paneles de diagnóstico avanzados enfocados en pruebas altamente especializadas para un número de condiciones de

salud, incluyendo toxicidad de moho, fibromialgia, autismo y síndrome de fatiga crónica. El laboratorio Great Plains también ofrece paneles de ácidos orgánicos increíblemente completos.

APÉNDICE B

Lista de Lectura

HE CREADO UNA PEQUEÑA LISTA DE LECTURA que usted y/o su médico pueden utilizar para ampliar sus conocimientos sobre el modelo de medicina funcional para el tratamiento de los trastornos de la tiroides y las condiciones que los acompañan.

Tiroiditis de Hashimoto: Intervenciones del estilo de vida para encontrar y tratar la causa raíz por Izabella Wentz PharmD

Detengan La Locura Tiroidea: La Revolución de Los Pacientes En Contra de Décadas de Tratamiento Tiroideo de Mala Calidad por Janie A. Bowthorpe

Detengan La Locura Tiroidea II: Cómo los expertos en tiroides están desafiando los tratamientos ineficaces y mejorando la vida de los pacientes por Janie A. Bowthorpe (editor)

Por Qué Tengo Todavía Síntomas de Tiroides Si Mis Análisis Son Normales: Un revolucionario avance en la comprensión de la enfermedad de Hashimoto y el hipotiroidismo por el Dr. Datis Kharrazian (Este libro solo se encuentra en ingles por ahora)

_Los Desencadenantes de Hashimoto: Elimine sus síntomas tiroideos
encontrando y eliminando sus desencadenantes autoinmunes específicos_
por Dr. Eric M. Osansky

_Recuperándose con la T3: Mi viaje desde el hipotiroidismo a la buena
salud usando la hormona tiroidea T3_ por Paul Robinson

Sobre el Autor

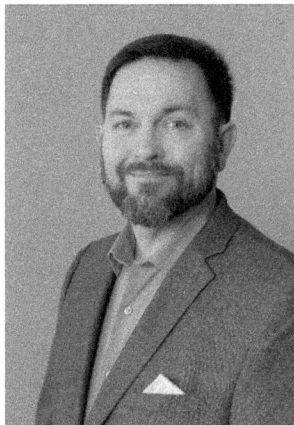

El Dr. Shawn Soszka es un médico naturópata, practicante de medicina funcional y acupuntor licenciado que ha utilizado un enfoque holístico para tratar eficazmente las afecciones de la tiroides durante casi 20 años. Ha ayudado a miles de pacientes a recuperar su salud y mejorar su calidad de vida.

Vive en Portland, Oregón con su esposa e hija y disfruta de la jardinería, de los hacks de IKEA y de la exploración del noroeste del Pacífico.

Este libro incluye videos y materiales adicionales para ayudarle a reparar su tiroides. Consíguelo en:

www.BonificaciondeTiroides.com

Por Favor, Deje una Reseña

Gracias por comprar este libro, Repara tu Tiroides. Sé que podría haber elegido cualquier número de libros para leer, pero eligió este libro, y por eso, estoy increíblemente agradecido.

Espero que le haya ayudado a encontrar las respuestas que busca para mejorar la salud de su tiroides. Si es así, sería bueno que compartiera este libro con sus amigos y familiares publicándolo en Facebook y Twitter.

Si disfrutaste de este libro y encontraste algún beneficio al leerlo, me gustaría saber de ti y espero que te tomes un tiempo para publicar una reseña en Amazon. Sus comentarios y apoyo ayudarán a este autor a mejorar enormemente su arte de escribir para futuros proyectos y hacer este libro aún mejor. Ingrese al enlace de abajo para dejar una reseña ahora.

www.thyfix.me/BookReview

Quiero que usted, el lector, sepa que su crítica es muy importante y por lo tanto, si desea dejar una crítica, simplemente escriba el enlace de arriba y será llevado a Amazon.com. ¡Le deseo todo lo mejor en su búsqueda de una salud óptima!

Gracias de nuevo,

-Dr. Shawn Soszka

Bibliografía

Agarwal, R., Chhillar, N., Kushwaha, S., Singh, N. K., & Tripathi, C. B. (2010). Rol de la vitamina B12, el folato y la hormona estimulante de la tiroides en la demencia: Un estudio realizado en un hospital en la población del norte de la India. *Ann Indian Acad Neurol, 13*(4), 257-262. Obtenido de https://www.ncbi.nlm.nih.gov/pmc/articles/PMC3021928/

Aggarwal, B. B., Sundaram, C., Malani, N., & Ichikawa, H. (2007). Curcumín: el oro sólido de la India. *Adv. Exp. Med. Biol., 595*, 1-75.

Alzahrani, A. S., Aldasouqi, S., Salam, S. A., & Sultan, A. (2005). Enfermedad tiroidea autoinmune con función tiroidea fluctuante. *PLOS Medicina, 2*(5), e89. Obtenido de http://journals.plos.org/plosmedicine/article?id=10.1371/journal.pmed.0020089

Appleton, N. (1988). *Vence el hábito del azúcar: La adicción al azúcar altera la química de todo el cuerpo 2da Edición.* New York: Avery.

Arthur, J. R., Nicol, F., & Beckett, G. J. (1993). Deficiencia de selenio, metabolismo de la hormona tiroidea y deiodinasas de la hormona tiroidea. *Am. J. Clin. Nutr., 57*(2 Suppl), 236S-239S.

Asik, M., Gunes, F., Binnetoglu, E., Eroglu, M., Bozkurt, N., Sen, H., . . . Ukinc, K. (2014). Disminución de los niveles de TSH tras la restricción de la lactosa en pacientes con tiroiditis de Hashimoto con intolerancia a la lactosa. *Endocrino, 46*(2), 279-284.

Azizi, G., Keller, J. M., Lewis, M., Piper, K., Puett, D., Rivenbark, K. M., & Malchoff, C. D. (2014). Asociación de la tiroiditis de Hashimoto con el cáncer de tiroides. *Endocr Relac Cáncer, 21*(6), 845-852. Obtenido de https://www.ncbi.nlm.nih.gov/pmc/articles/PMC4187247/

Bale, R. (2014, Oct 23). *5 pesticidas utilizados en EE.UU que están prohibidos en otros países*. Obtenido de Reveal News: https://www.revealnews.org/article-legacy/5-pesticides-used-in-us-are-banned-in-other-countries/

Barnes, B., & Galton, L. (1976). *Hipotiroidismo: La enfermedad insospechada*. New York: Harper & Row Publishers.

Bates, J. M., Spate, V. L., Morris, J. S., St Germain, D. L., & Galton, V. A. (2000). Efectos de la deficiencia de selenio en el contenido de selenio de los tejidos, la actividad de la desiodinasa y la economía de la hormona tiroidea en la rata durante el desarrollo. *Endocrinología, 141*(7), 2490-2500.

Beckett, G. J., Beddows, S. E., Morrice, P. C., Nicol, F., & Arthur, J. R. (1987). La inhibición de la desodinación hepática de la tiroxina es causada por la deficiencia de selenio en las ratas. *Bioquim J, 248*(2), 443-447. Obtenido de https://www.ncbi.nlm.nih.gov/pmc/articles/PMC1148561/

Berlin, T., Zandman-Goddard, G., Blank, M., Matthias, T., Pfeiffer, S., Weis, I., . . . Shoenfeld, Y. (2007). Autoanticuerpos en individuos no autoinmunes durante las infecciones. *Annals of the New York Academy of Sciences, 1108*(1), 584-593. Obtenido de https://nyaspubs.onlinelibrary.wiley.com/doi/abs/10.1196/annals.1422.061

Biello, D. (2010, Agosto 6). *Cultivo genéticamente modificado a granel y en evolución en el medio oeste de los Estados Unidos*. Obtenido de Scientific American: https://www.scientificamerican.com/article/genetically-modified-crop/

Bilgin, H., & Pirgon, A. (2014). Función tiroidea en niños obesos con enfermedad de hígado graso no alcoholico. *J Clin Res Pediatr Endocrinol, 6*(3), 152-157.

Bland, R., Sammons, R. L., Sheppard, M. C., & Williams, G. R. (1997). Expresión y señalización de la hormona tiroidea, la vitamina D y los receptores retinoides en cultivos primarios de células osteoblásticas e inmortalizadas de osteosarcoma en ratas. *J Endocrinol, 154*(1), 63-74. Obtenido de http://joe.endocrinology-journals.org/content/154/1/63

Blank, M., Barzilai, O., & Shoenfeld, Y. (2007). Mimetismo molecular y autoinmunidad. *Clinic Rev Alerg Immunol, 32*(1), 111-118. Obtenido de https://link.springer.com/article/10.1007/BF02686087

Boelen, A., Wiersinga, W. M., & Fliers, E. (2008). Cambios inducidos por el ayuno en el eje hipotálamo-hipófisis-tiroides. *Tiroides, 18*(2), 123-129.

Braverman, L. E., & Cooper, D. S. (2013).*: Un Texto Fundamental y Clínico de la tiroides* de *Werner & Ingbar's* (10ma ed.). Filadelfia: Lippincott Williams & Wilkins.

Brenchley, J. M., & Douek, D. C. (2012). Translocación microbiana a través del tracto gastrointestinal. *Annu. Rev. Immunol., 30*, 149-173.

Brown, T. R. (2015, May 6). *100 de los medicamentos de marca más vendidos y más recetados hasta marzo.* Obtenido de Medscape.com: https://www.medscape.com/viewarticle/844317

Brownstein, D. (2014). *Superar los trastornos de la tiroides - 3er ed.* West Bloomfield: Medical Alternatives Press.

Brtko, J., Macejova, D., Knopp, J., & Kvetnansky, R. (2004). El estrés se asocia con la inhibición de la actividad de la yodotironina 5'-deiodinasa tipo I en el hígado de las ratas. *Ann. N. Y. Acad. Cs., 1018*, 219-223.

Burek, C. L., & Talor, M. V. (2009). Desencadenantes ambientales de la tiroiditis autoinmune. *J Autoimmun, 33*(3-4), 183-189. Obtenido de https://www.ncbi.nlm.nih.gov/pmc/articles/PMC2790188/

Caminero, A., Galipeau, H. J., McCarville, J. L., Johnston, C. W., Bernier, S. P., Russell, A. K., . . . Verdu, E. F. (2016). Las bacterias duodenales de los pacientes con enfermedad celíaca y de los sujetos sanos afectan de forma distinta a la descomposición del gluten} y a la inmunogenicidad. *Gastroenterología 151*(4), 670-683. Obtenido de http://www.gastrojournal.org/article/S0016-5085(16)34713-8/abstract

Castagna, M. G., Dentice, M., Cantara, S., Ambrosio, R., Maino, F., Porcelli, T., . . . Salvatore, D. (2017). DIO2 Thr92Ala Reduce la actividad de la Deiodinasa-2 y los niveles de suero T3 en pacientes con deficiencia de tiroides. *J. Clin. Endocrinol. Metab., 102*(5), 1623-1630.

Cellini, M., Santaguida, M. G., Gatto, I., Virili, C., Del Duca, S. C., Brusca, N., . . . Centanni, M. (2014). Evaluación sistemática de la intolerancia a la lactosa como causa del aumento de la necesidad de la tiroxina oral. *J. Clin. Endocrinol. Metab., 99*(8), E1454-1458.

Chen, J., Dai, W. T., He, Z. M., Gao, L., Huang, X., Gong, J. M., . . . Chen, W. D. (2013). Fabricación y evaluación de nanopartículas cargadas de curcumina basadas en lípidos sólidos como nuevo tipo de sistema de administración de drogas coloidales. *Indian J Farm Cs, 75*(2), 178-184. Obtenido de https://www.ncbi.nlm.nih.gov/pmc/articles/PMC3757856/

Childers, N. (1993). *Una aparente relación de las solanáceas con la artritis.* Obtenido de No Arthritis: http://noarthritis.com/research.htm

Chistiakov, D. A. (2005). Inmunogenética de la tiroiditis de Hashimoto. *J Enfermedad Autoimmune, 2*(1), 1.

Choi, Y. M., Kim, T. Y., Kim, E. Y., Jang, E. K., Jeon, M. J., Kim, W. G., . . . Kim, W. B. (2017). Asociación entre la autoinmunidad tiroidea y la infección por Helicobacter pylori. *J Med Intern Coreana 32*(2), 309-313. Obtenido de https://www.ncbi.nlm.nih.gov/pmc/articles/PMC5339455/

Combs, G. F. (2015). Biomarcadores del estado del selenio. *Nutrientes, 7*(4), 2209-2236. Obtenido de https://www.ncbi.nlm.nih.gov/pmc/articles/PMC4425141/

Cordain, L., Eaton, S. B., Sebastian, A., Mann, N., Lindeberg, S., Watkins, B. A., . . . Brand-Miller, J. (2005). Orígenes y evolución de la dieta occidental: implicaciones para la salud en el siglo XXI. *Am. J. Clin. Nutr., 81*(2), 341-354.

Cuomo, J., Appendino, G., Dern, A. S., Schneider, E., McKinnon, T. P., Brown, M. J., . . . Dixon, B. M. (2011). Absorción comparativa de una mezcla de curcuminoides estandarizada y su formulación de lecitina. *J. Nat. Prod., 74*(4), 664-669.

de Luis, D. A., Varela, C., de La Calle, H., Canton, R., de Argila, C. M., San Roman, A. L., & Boixeda, D. (1998). La infección por Helicobacter pylori aumenta considerablemente en los pacientes con tiroiditis atrófica autoinmune. *J. Clin. Gastroenterol., 26*(4), 259-263.

de Souza, J. S., Kizys, M. M., da Conceicao, R. R., Glebocki, G., Romano, R. M., Ortiga-Carvalho, T. M., . . . Chiamolera, M. I. (2017). La exposición perinatal al herbicida a base de glifosato altera el eje tirotrópico y causa un desequilibrio de la homeostasis de la hormona tiroidea en las ratas macho. *Toxicología, 377*, 25-37.

DePalo, D., Kinlaw, W. B., Zhao, C., Engelberg-Kulka, H., & St Germain, D. L. (1994). Efecto de la deficiencia de selenio en la 5'-deiodinasa de tipo I. *J. Biol. Quím., 269*(23), 16223-16228.

Drago, S., El Asmar, R., Di Pierro, M., Grazia Clemente, M., Tripathi, A., Sapone, A., . . . Fasano, A. (2006). Gliadina, zonulina y permeabilidad intestinal: Efectos en la mucosa intestinal celíaca y no celíaca y en las líneas celulares intestinales. *Scand. J. Gastroenterol., 41*(4), 408-419.

Drugs.com Staff Writer. (2018, February 14). *Citomel - Información de prescripción de la FDA, efectos secundarios y uso*s. Obtenido de www.drugs.com: https://www.drugs.com/pro/cytomel.html

Drutel, A., Archambeaud, F., & Caron, P. (2013). El selenio y la glándula tiroides: más buenas noticias para los clínicos. *Clin. Endocrinol. (Oxf), 78*(2), 155-164.

EcoWatch. (2015, January 23). *15 problemas de salud relacionados con el Roundup Monsanto - {EcoWatch}*. Obtenido de EcoWatch:

https://www.ecowatch.com/15-health-problems-linked-to-
monsantos-roundup-1882002128.html

Editor. (2005, Octubre 19). *Todos los riesgos para la salud de los alimentos
procesados - en sólo unos pocos bocados rápidos y convenientes.*
Obtenido de SixWise.com:
http://www.sixwise.com/newsletters/05/10/19/all_the_health_risks
_of_processed_foods_--
_in_just_a_few_quick_convenient_bites.htm

Editor. (2005, Junio 19). *Centros Profesionales de Compuestos de América.*
Obtenido de Professional Compounding Centers of America:
http://www.pccarx.com/

Editor. (2011, Noviembre 10). *Directorio de Farmacias Compuestas.*
Obtenido de Compounding Pharmacies:
http://www.compoundingpharmacies.org/useful-resources/state-
associations/

Editor. (2012, Julio 12). *Academia Internacional de Farmacéuticos
Compuestos.* Obtenido de International Academy of Compounding
Pharmacists: http://www.iacprx.org/

Editor. (2017, Marzo 17). *¿Cómo puedo consumir algas con seguridad?*
Obtenido de Examine.com: https://examine.com/nutrition/how-can-
i-safely-consume-seaweed/

El Asmar, R., Panigrahi, P., Bamford, P., Berti, I., Not, T., Coppa, G. V., . . .
El Asmar, R. (2002). La secreción de zonulina dependiente del
huésped causa el deterioro de la función de barrera del intestino
delgado después de la exposición bacteriana. *Gastroenterología,
123*(5), 1607-1615.

Elsegood, L. (2016). *El libro de DBN: Cómo un medicamento genérico poco
conocido - Naltrexona en dosis bajas - podría revolucionar el
tratamiento de las enfermedades autoinmunes, el cáncer, el
autismo, la depresión y más.* White River Junction: Chelsea Green
Publishing.

Enderlin, V., Alfos, S., Pallet, V., Garcin, H., Azais-Braesco, V., Jaffard, R., & Higueret, P. (1997). El envejecimiento disminuye la abundancia de ácido retinoico (RAR) y del ARNm del receptor nuclear de triyodotironina (TR) en el cerebro de las ratas: efecto de la administración de retinoides. *FEBS Lett., 412*(3), 629-632.

EWG. (2017, January 2). *La Guía del Comprador de 2017 del EWG sobre los pesticidas en los productos agrícolas*. Obtenido de Environmental Working Group: https://www.ewg.org/foodnews/

Fasano, A. (2012). La permeabilidad intestinal y su regulación por la zonulina: Implicaciones diagnósticas y terapéuticass. *Gastroenterología y Hepatología Clínica, 10*(10), 1096-1100. Obtenido de http://www.cghjournal.org/article/S1542-3565(12)00932-9/fulltext

Fasano, A. e. (2015). Sensibilidad al Gluten No Celiaca. *Gastroenterología,* 148(6), 1195 - 1204. Obtenido de http://www.gastrojournal.org/article/S0016-5085(15)00029-3/abstract?referrer=http%3A%2F%2Fgut.bmj.com%2Fcontent%2F early%2F2016%2F07%2F21%2Fgutjnl-2016-311964.full

Fenwick, G. R., Heaney, R. K., & Mullin, W. J. (1983). Glucosinolatos y sus productos de descomposición en alimentos y plantas alimenticias. *Crit Rev Cs Nutr Alimento, 18*(2), 123-201.

Frahlich, E., & Wahl, R. (2017). Autoinmunidad de la tiroides: Papel de los anticuerpos antitiroideos en las enfermedades tiroideas y extra tiroideas. *Immunol, 8*, 521.

Freake, H. C., Govoni, K. E., Guda, K., Huang, C., & Zinn, S. A. (2001). Acciones e interacciones de la hormona tiroidea y el estado del zinc en ratas en crecimientos. *J. Nutr., 131*(4), 1135-1141.

Friedman ND, M. (2014). *Endocrinología Naturista*. Lady Lake: Muskeegee Medical Publishing Company.

Friedman, M. (2013, Octubre). *Enfermedad Autoinmune de la Tiroides*. Obtenido de Association for the Advancement of Restorative

Medicine: https://restorativemedicine.org/journal/thyroid-autoimmune-disease/

Fukata, S., Brent, G. A., & Sugawara, M. (2005). Resistencia a la hormona tiroidea en la tiroiditis de Hashimoto. *New England Journal of Medicine, 352*(5), 517-518. Obtenido de http://dx.doi.org/10.1056/NEJM200502033520523

Gardner, D. G., & Shoback, D. (2011). *La Endocrinología Básica y Clínica de Greenspan, Novena Edición* (9na ed.). New York: McGraw Hill/Lange.

Gartner, R., Gasnier, B. C., Dietrich, J. W., Krebs, B., & Angstwurm, M. W. (2002). S El suplemento de selenio en pacientes con tiroiditis autoinmune disminuye las concentraciones de anticuerpos de peroxidasa de la tiroides. *J Clin Endocrinol Metab, 87*(4), 1687-1691. Obtenido de https://academic.oup.com/jcem/article/87/4/1687/2374966

Goldner, W. S., Sandler, D. P., Yu, F., Hoppin, J. A., Kamel, F., & LeVan, T. D. (2010). Uso de plaguicidas y enfermedades de la tiroides entre las mujeres en el estudio de salud agrícola. *Am J Epidemiol, 171*(4), 455-464. Obtenido de https://academic.oup.com/aje/article/171/4/455/157410

Grani, G., Carbotta, G., Nesca, A., D'Alessandri, M., Vitale, M., Del Sordo, M., & Fumarola, A. (2015). Una puntuación exhaustiva para diagnosticar la tiroiditis de Hashimoto: una propuesta. *Endocrino, 49*(2), 361-365.

Gruner, T., & Arthur, R. (2012). La precisión del método de la Prueba de Sabor de Zinc. *J Altern Complement Med, 18*(6), 541-550.

Guayaki. (2018, January 13). *Clásico mate espumoso dorado [Caso de 12].* Obtenido de guayaki.com: http://guayaki.com/product/2516/Classic-Gold-Sparkling-Mate-%3Cbr%3E-%5BCase-of-12%5D.html

Gullo, D., Latina, A., Frasca, F., Le Moli, R., Pellegriti, G., & Vigneri, R. (2011, Agosto 1). *La monoterapia con levotiroxina no puede garantizar el eutiroidismo en todos los pacientes con enfermedades atléticas.* Obtenido de Pubmed: https://www.ncbi.nlm.nih.gov/pmc/articles/PMC3148220/

Guo, T.-W., Zhang, F.-C., Yang, M.-S., Gao, X.-C., Bian, L., Duan, S.-W., . . . He, L. (2004). Asociación positiva del gen DIO2 (deiodinasa tipo 2) con el retraso mental en las zonas de China con deficiencia de yodo. *J Med Genet, 41*(8), 585-590.

Gupta, S. C., Patchva, S., & Aggarwal, B. B. (2012). Roles Terapéuticos de la Curcumina: Lecciones aprendidas de los ensayos clínicos. *AAPS J, 15*(1), 195-218. Obtenido de https://www.ncbi.nlm.nih.gov/pmc/articles/PMC3535097/

Ha, H. R., Stieger, B., Grassi, G., Altorfer, H. R., & Follath, F. (2000). S Relaciones estructura-efecto de los análogos de la amiodarona en la inhibición de la desodinación de la tiroxina. *Eur. J. Clin. Farmacol., 55*(11-12), 807-814.

Hafling, D. B., Chavantes, M. C., Juliano, A. G., Cerri, G. G., Knobel, M., Yoshimura, E. M., & Chammas, M. C. (2013). Láser de bajo nivel en el tratamiento de pacientes con hipotiroidismo inducido por la tiroiditis autoinmune crónica: un ensayo clínico aleatorio controlado por placebo. *Cs Med Láser, 28*(3), 743-753.

Hanai, H., & Sugimoto, K. (2009). La curcumina tiene perspectivas brillantes para el tratamiento de la enfermedad inflamatoria del intestino. *Curr. Pharm. Des., 15*(18), 2087-2094.

Heaney, R. P. (2011). Evaluando el estado de la vitamina D. *Opinión actual en Nutrición Clínica y Cuidado Metabólico, 14*(5), 440. Obtenido de https://journals.lww.com/co-clinicalnutrition/Abstract/2011/09000/Assessing_vitamin_D_status. 6.aspx

Heyman, A., Yang, J., & Bowthorpe, J. A. (2014). *Detengan La Locura Tiroidea: La Revolución de Los Pacientes En Contra de Décadas de Tratamiento Tiroideo de Mala Calidad.* Dolores: Laughing Grape Publishing.

Hidal, J. T., & Kaplan, M. M. (1988). Inhibición de la tiroxina 5'-deiodinación tipo II en células cultivadas de la placenta humana por medio de cortisol, insulina, monofosfato de adenosina cíclica 3', 5'- y butirato. *Metab. Clin. Exp., 37*(7), 664-668.

Hou, Y., Sun, W., Zhang, C., Wang, T., Guo, X., Wu, L., Liu, T. (2017). Metaanálisis de la correlación entre la infección por Helicobacter pylori y las enfermedades tiroideas autoinmunes. *Oncotarget, 8*(70), 115691-115700.

Howe, C. M., Berrill, M., Pauli, B. D., Helbing, C. C., Werry, K., & Veldhoen, N. (2004). Toxicidad de los plaguicidas a base de glifosato para cuatro especies de ranas de América del Norte. *Quím Ambient. Toxicol.., 23*(8), 1928-1938.

Huang, S. A. (2005). Fisiología y fisiopatología de la deiodinasa de tipo 3 en los seres humanos. *Tiroides, 15*(8), 875-881.

Huang, S., Dorfman, D., Genest, D., Salvatore, D., & Larsen, P. (2003). La deiodinasa de yodotironina de tipo 3 se expresa en gran medida en la unidad uteroplacentaria humana y en el epitelio fetal. *J. Clin. Endocrinol. Metab., 88*(3), 1384-1388.

Huang, X., Liu, X., & Yu, Y. (2017). Depresión y enfermedades hepáticas crónicas: ¿Existen mecanismos subyacentes compartidos? *Mol Neurocien, 10*, 10, 134. Obtenido de https://www.ncbi.nlm.nih.gov/pmc/articles/PMC5420567/

Iddah, M. A., & Macharia, B. N. (2013). Desórdenes tiroideos autoinmunes. *Endocrinología, 2013*. Obtenido de https://www.ncbi.nlm.nih.gov/pmc/articles/PMC3710642/

Immune Health Sciences. (2015, Abril 14). *Superóxido dismutasa (SOD)*. Obtenido de Immune Health Sciences: http://www.immunehealthscience.com/superoxide-dismutase.html

Jager, R., Lowery, R. P., Calvanese, A. V., Joy, J. M., Purpura, M., & Wilson, J. M. (2014). Absorción comparativa de las formulaciones de curcumina. *Nutr J, 13*, 11. Obtenido de https://www.ncbi.nlm.nih.gov/pmc/articles/PMC3918227/

Jones, J. E., Desper, P. C., Shane, S. R., & Flink, E. B. (1966). El metabolismo del magnesio en el hipertiroidismo y el hipotiroidismo. *J Clin Invest, 45*(6), 891-900. Obtenido de https://www.ncbi.nlm.nih.gov/pmc/articles/PMC292768/

Kam, M., & Lam, D. (2012). *Síndrome de Fatiga Suprarrenal - Recupere su energía y vitalidad con programas naturales clínicamente probados.* Loma Linda: Adrenal Institue Press.

Kavvoura, F. K., Akamizu, T., Awata, T., Ban, Y., Chistiakov, D. A., Frydecka, I., . . . Ioannidis, J. P. (2007). Los polimorfismos del antígeno 4 del gen de los linfocitos T citotóxicos y la enfermedad tiroidea autoinmune: un meta-análisis. *J. Clin. Endocrinol. Metab., 92*(8), 3162-3170.

Khaliq, W., Andreis, D., Kleyman, A., Graler, M., & Singer, M. (2015). La reducción de los niveles de tirosina se asocia con trastornos de la hormona tiroidea y de la catecolamina en la sepsis. *Cuidados Intensivos Med Exp, 3*(Art 1), A686. Obtenido de https://www.ncbi.nlm.nih.gov/pmc/articles/PMC4798095/

Kharrazian, D. (2010). *Por Qué Tengo Todavía Síntomas de Tiroides Si Mis Análisis Son Normales: Un revolucionario avance en la comprensión de la enfermedad de Hashimoto y el hipotiroidismo.* Garden City: Morgan James Publishing, LLC.

Khatiwada, S., Gelal, B., Baral, N., & Lamsal, M. (2016). Asociación entre el estado de hierro y la función tiroidea en los niños Nepalíes. *Tiroides Res, 9*, 9, 2. Obtenido de https://www.ncbi.nlm.nih.gov/pmc/articles/PMC4729155/

Kiefer, D. (2006, Junio). *Superóxido Dismutasa: Aumentar la defensa antioxidante primaria del cuerpo.* Obtenido de Life Extension: http://www.lifeextension.com/magazine/2006/6/report_sod/Page-01

Kim, E., Lim, D., Baek, K., Lee, J., Kim, M., Kwon, H., . . . Son, H. (2010). El anticuerpo de tiroglobulina está asociado con un mayor riesgo de cáncer en los nódulos tiroideos. *Tiroides, 20*(8), 885-891.

Kohrle, J. (2000, Dec). La familia de la deiodinasa: selenoenzimas que regulan la disponibilidad y la acción de la hormona tiroidea. *Cel. Mol. Cs de Vida., 57*(13-14), 1853-1863.

Koulouri, O., & Gurnell, M. (2013). Cómo interpretar las pruebas de función tiroidea. *13(3)*, 282-286.

Krausz, A. E., Adler, B. L., Cabral, V., Navati, M., Doerner, J., Charafeddine, R. A., . . . Friedman, A. J. (2015). Nanopartículas encapsuladas en curcumina como innovador agente antimicrobiano y cicatrizante de heridas. *Nanomedicina, 11*(1), 195-206.

Lammers, K. M., Lu, R., Brownley, J., Lu, B., Gerard, C., Thomas, K., . . . Fasano, A. (2008). La gliadina induce un aumento de la permeabilidad intestinal y la liberación de zonulina al unirse al receptor de quimiocina CXCR3. *Gastroenterología, 135*(1), 194-204. Obtenido de https://www.ncbi.nlm.nih.gov/pmc/articles/PMC2653457/

Lechan, R. M., & Fekete, C. (2005). Función de la desodinación de la hormona tiroidea en el hipotálamo. *Tiroides, 15*(8), 883-897.

Lee, S. (2018, Marzo 02). *Análisis de Tiroiditis de Hashimoto.* Obtenido de Medscape: https://emedicine.medscape.com/article/120937-workup#c8

Lee, S., & Privalsky, M. L. (2005). Los heterodímeros de los receptores de ácido retinoico y los receptores de hormonas tiroideas presentan propiedades reguladoras combinatorias únicas. *Mol. Endocrinol., 19*(4), 863-878.

Leoutsakos, V. (2004). Una breve historia de la glándula tiroides. *Hormonas (Atenas), 3*(4), 268-271.

Lerner, S. (2016, May 17). *Nuevas pruebas sobre los peligros del Roundup Monsanto.* Obtenido de The Intercept: https://theintercept.com/2016/05/17/new-evidence-about-the-dangers-of-monsantos-roundup/

Leschek, E; Cooper, DS. (2018, January 8). *La enfermedad de Hashimoto.* Obtenido de la Oficina de Salud de la Mujer - Departamento de Salud y Servicios Humanos de los EE.UU: https://www.womenshealth.gov/a-z-topics/hashimotos-disease

Lewis MD, C. A. (2013). *Enteroinmunología.* Carrabelle: Psy Press.

Lippi, G., Montagnana, M., Targher, G., Salvagno, G. L., & Guidi, G. C. (2008). Prevalencia de las deficiencias de ácido fólico y vitamina B12 en pacientes con trastornos de la tiroides. *Am. J. Med. Cs., 336*(1), 50-52.

Loos, C., Seppelt, R., Meier-Bethke, S., Schiemann, J., & Richter, O. (2003). Modelización espacialmente explícita de la dispersión y polinización cruzada del polen de maíz transgénico. *Revista de Biología Teórica, 225*(2), 241-255. Obtenido de http://www.sciencedirect.com/science/article/pii/S00225193030024 31

Lord, R. S., & Bralley, J. (2012). *Evaluaciones de laboratorio para la Medicina Integral y Funcional, 2da Ed.* Duluth: Genova Diagnostics.

Lowe, J. C. (2000). *El Tratamiento Metabolico de la Fibromialgia.* Boulder: McDowell Publishing Company.

Ma, J., & Li, X. (2015). Alteración de los niveles de citoquinas y daño histopatológico en carpas comunes inducido por el glifosato. *Quimiosfera, 128*, 293-298.

Mangiapane, M. L., & Simpson, J. B. (1980). Órgano subfornico: sitio cerebral anterior de la acción presurizadora y dipsogénica de la angiotensina II.*Revista Americana de Psicología- Fisiología reguladora, integradora y comparativa, 239*(5), R382-R389. Obtenido de https://www.physiology.org/doi/10.1152/ajpregu.1980.239.5.R382

Marques, C. D., Dantas, A. T., Fragoso, T. S., & Duarte, A. L. (2010). La importancia de los niveles de vitamina D en las enfermedades autoinmunes. *Revista Brasileira de Reumatologia, 50*(1), 67-80.

Obtenido de

http://www.scielo.br/scielo.php?script=sci_abstract&pid=S0482-
50042010000100007&lng=en&nrm=iso&tlng=en

Master John, C. (2011, Octubre 13). *Vientre de trigo - El peaje de la
arrogancia en la salud humana.* Obtenido del Médico Chris Master
John,: https://chrismasterjohnphd.com/2011/10/13/wheat-belly-toll-
of-hubris-on-human/

Mazzone, G., D'Argenio, G., Lembo, V., Vitaglione, P., Vitiello, R.,
Loperto, I., . . . Caporaso, N. (2013). El café descafeinado reduce
las fugas intestinales en ratas alimentadas con HFD mediante la
modulación de la expresión de la oclusión y la zonulina-1.
Gastroenterología, 144(5), S-1021. Obtenido de
http://www.gastrojournal.org/article/S0016-5085(13)63791-
9/fulltext

McAninch, E. A., & Bianco, A. C. (2016). La Historia y el Futuro del
Tratamiento para el Hipotiroidismo. *Ann Med Intern, 164*(1), 50-
56. Obtenido de
https://www.ncbi.nlm.nih.gov/pmc/articles/PMC4980994/

McCall, K. A., Huang, C.-c., & Fierke, C. A. (2000). Función y mecanismo
de las metaloenzimas de zinc. *J Nutr, 130*(5), 1437S--1446S.
Obtenido de
https://academic.oup.com/jn/article/130/5/1437S/4686409

McMillan, M., Spinks, E. A., & Fenwick, G. R. (1986). Observaciones
preliminares sobre el efecto de las coles de Bruselas en la función
tiroidea. *Toxicol Hum, 5*(1), 15-19.

Mesnage, R., & Antoniou, M. N. (2017). Hechos y Falacias en el debate
sobre la toxicidad del glifosato. *Frente de Salud Pública, 5*, 316.

Meyer, N., & Reguant-Closa, A. (2017). ¡Coma como si pudiera salvar el
planeta y ganar!: Integración de la sostenibilidad en la nutrición
para el ejercicio y el deporte. *Nutrientes, 9*(4), 412.

Mink, P. J., Mandel, J. S., Lundin, J. I., & Sceurman, B. K. (2011). Estudios
epidemiológicos de glifosato y resultados de salud no relacionados

con el cáncer: una revisión *Regul. Toxicol. Farmacol., 61*(2), 172-184.

Molnar, I., Balazs, C., Szegedi, G., & Sipka, S. (2002). Inhibición de la 2,5'-deiodinasa por el factor de necrosis tumoral alfa, la interleucina-6 y el interferón gamma en el tejido tiroideo humano. *Immunol. Lett., 80*(1), 3-7.

Moran, C., & Chatterjee, K. (2015). Resistencia a la hormona tiroidea debido a un defecto en el receptor tiroideo alfa. *Mejor Pract Res Clin Endocrinol Metab, 29*(4), 647-657. Obtenido de https://www.ncbi.nlm.nih.gov/pmc/articles/PMC4559105/

Morley, J. E., Gordon, J., & Hershman, J. M. (1980). Deficiencia de zinc, inanición crónica y función hipotalámica-hipófisis-tiroides. *Am. J. Clin. Nutr., 33*(8), 1767-1770.

Moss, M. (2013, February 26). *Cómo la industria alimentaria manipula las papilas gustativas con 'grasa de azúcar salada'* Obtenido de NPR: https://www.npr.org/sections/thesalt/2013/02/26/172969363/how-the-food-industry-manipulates-taste-buds-with-salt-sugar-fat

Moss, M. (2013, February 24). *La extraordinaria ciencia de la adictiva comida basura..* Obtenido de New York Times: https://www.nytimes.com/2013/02/24/magazine/the-extraordinary-science-of-junk-food.html

Munoz-Torres, M., Varsavsky, M., & Alonso, G. (2006). Intolerancia a la lactosa revelada por una grave resistencia al tratamiento con levotiroxina. *Tiroides, 16*(11), 1171-1173.

Mussig, K., Thamer, C., Bares, R., Lipp, H.-P., Haring, H.-U., & Gallwitz, B. (2006). Tirotoxicosis inducida por el yodo después de la ingestión de té que contiene algas. *J Gen Intern Med, 21*(6), C11-C14. Obtenido de https://www.ncbi.nlm.nih.gov/pmc/articles/PMC1924637/

Myers, J. P., Antoniou, M. N., Blumberg, B., Carroll, L., Colborn, T., Everett, L. G., . . . Benbrook, C. M. (2016). Preocupaciones sobre el uso de herbicidas a base de glifosato y riesgos asociados a las

exposiciones: una declaración de consenso. *Environmental Health,*
15, 19. Obtenido de https://doi.org/10.1186/s12940-016-0117-0

Nanan, R., & Wall, J. R. (2010). Remisión de la tiroiditis de Hashimoto en
una niña de doce años con cambios en la tiroides documentados por
ultrasonido. *Tiroides, 20*(10), 1187-1190.

National Institutes of Health. (2006, Octubre 19). *Diente de León* Obtenido
de National Center for Complementary and Interative Health:
https://nccih.nih.gov/health/dandelion

Negro, R. (2008). Selenio y autoinmunidad tiroidea. *Biología, 2*(2), 265-
273. Obtenido de
https://www.ncbi.nlm.nih.gov/pmc/articles/PMC2721352/

Niazi, A., Kalra, S., Irfan, A., & Islam, A. (2011). La tiroidología a través de
los tiempos. *J Endocrinol Metab India, 15*(Suppl2), S121-S126.
Obtenido de
https://www.ncbi.nlm.nih.gov/pmc/articles/PMC3169859/

Nierenberg, A. A., Fava, M., Trivedi, M. H., Wisniewski, S. R., Thase, M.
E., McGrath, P. J., . . . Rush, A. J. (2006). Una comparación de
aumento de litio y T(3) después de dos tratamientos fallidos con
medicamentos para la depresión: un informe de STAR*D. *Am J*
Psiquiatría 163(9), 1519--1530; quiz 1665.

Noureldine, S. I., & Tufano, R. P. (2015). Asociación de tiroiditis de
Hashimoto y cáncer de tiroides. *Curr Opin Oncol, 27*(1), 21-25.

Ogiwara, T., Araki, O., Morimura, T., Tsunekawa, K., Mori, M., &
Murakami, M. (2013). Un nuevo mecanismo para la inhibición de
la yodotironina deiodinasa de tipo 2 por el factor de necrosis
tumoral alfa: participación de la degradación proteasómica *Endocr.*
J., 60(9), 1035-1045.

Ongphiphadhanakul, B., Fang, S. L., Tang, K. T., Patwardhan, N. A., &
Braverman, L. E. (1994). El factor de necrosis tumoral alfa
disminuye la actividad de la 5'-deiodinasa inducida por la tiroides
en las células tiroideas FRTL-5. *Eur. J. Endocrinol., 130*(5), 502-
507.

Ortiga-Carvalho, T. M., Chiamolera, M. I., Pazos-Moura, C. C., & Wondisford, F. E. (2016). H Hipotálamo, hipófisis y eje tiroideo. *Fisiol Compr, 6*(3), 1387-1428.

OSU. (2014, Octubre). *Formas suplementarias de vitamina C.* Obtenido de Instituto Linus Pauling de la Universidad Estatal de Oregón: http://lpi.oregonstate.edu/mic/vitamins/vitamin-C/supplemental-forms

PAN Staff. (2009 , May 13). *Pesticidas en la harina de trigo.* Obtenido de What's On My Food: http://www.whatsonmyfood.org/food.jsp?food=WF

Panda, S., & Kar, A. (1998). Cambios en las concentraciones de hormona tiroidea después de la administración de extracto de raíz de ashwagandha a ratones machos adultos. *J. Farm. Farmacol., 50*(9), 1065-1068.

Pang, X., Hershman, J., & M. C. (1989). Deficiencia de la función hipotalámica-hipófisis-tiroides en ratas tratadas con el factor de necrosis tumoral recombinante humano alfa (caquectina). *Endocrinología*, 76-84. Obtenido de https://www.ncbi.nlm.nih.gov/pubmed/2500334

Parish, M. (2006, February 21). *¿Cómo evitan la sal y el azúcar el deterioro microbiano?* Obtenido de Scientic American: https://www.scientificamerican.com/article/how-do-salt-and-sugar-pre/

Patel, B., Schutte, R., Sporns, P., Doyle, J., Jewel, L., & Fedorak, R. N. (2002). P Los glicoalcaloides de la patata afectan negativamente a la permeabilidad intestinal y agravan la enfermedad inflamatoria del intestino. *Enf Inflam Intest.., 8*(5), 340-346.

Pekary, A. E., Lukaski, H. C., Mena, I., & Hershman, J. M. (1991). . El procesamiento de los péptidos precursores de la TRH en el cerebro y la pituitaria de las ratas depende del zinc. *Peptidos, 12*(5), 1025-1032.

Perrild, H., Hansen, J. M., Skovsted, L., & Christensen, L. K. (1983). Diferentes efectos del propranolol, alprenolol, sotalol, atenolol y metoprolol sobre el suero T3 y el suero rT3 en el hipertiroidismo. *Clin. Endocrinol. (Oxf), 18*(2), 139-142.

Pessione, E. (2012). Contribución de las bacterias del ácido láctico a la complejidad de la microbiota intestinal: luces y sombras. *Cel Infect Microbiol, 2*, 86.

Peterson, S. J., McAninch, E. A., & Bianco, A. C. (2016). ¿Es una TSH normal sinónimo de "eutiroidismo" en la monoterapia con levotiroxina? *J. Clin. Endocrinol. Metab., 101*(12), 4964-4973.

Pol, C. J., Muller, A., Zuidwijk, M. J., van Deel, E. D., Kaptein, E., Saba, A., . . . Simonides, W. S. (2011). La remodelación del ventrículo izquierdo después de un infarto de miocardio está asociada con una condición hipotiroidea específica de los cardiomiocitos. *Endocrinología, 152*(2), 669-679.

Efectos potenciales de los agroquímicos en la Argentina. (2013, Octubre 21). Obtenido de Boston.com: http://archive.boston.com/bigpicture/2013/10/agrochemical_sprayin g_in_argen.html

Publicaciones, Harvard Health. (2011, Junio 1). *Cortar la sal - no afectará a su ingesta de yodo* Obtenido de Harvard Health: https://www.health.harvard.edu/heart-health/cut-salt-it-wont-affect-your-iodine-intake

Pyzik, A., Grywalska, E., Matyjaszek-Matuszek, B., & RoliÅ„ski, J. (2015). Desórdenes Inmunes en la Tiroiditis de Hashimoto: ¿Qué sabemos hasta ahora? *J Immunol Res, 2015*, 979167. Obtenido de https://www.ncbi.nlm.nih.gov/pmc/articles/PMC4426893/

Ramadan, G., Al-Kahtani, M. A., & El-Sayed, W. M. (2011). Propiedades antiinflamatorias y antioxidantes de la cúrcuma longa (cúrcuma) frente a los rizomas de Zingiber officinale (jengibre) en la artritis inducida por adyuvantes en ratas. *Inflamación, 34*(4), 291-301.

Rashid, T., & Ebringer, A. (2012). La autoinmunidad en las enfermedades reumáticas es inducida por infecciones microbianas a través de la reactividad cruzada o el mimetismo molecular. *Enfermedades Autoinmunes*. Obtenido de https://www.hindawi.com/journals/ad/2012/539282/abs/

Rashid, T., Wilson, C., & Ebringer, A. (2013). El vínculo entre la espondilitis anquilosante, la enfermedad de Crohn, la Klebsiella y el consumo de almidón. *Clin Dev Immunol, 2013*. Obtenido de https://www.ncbi.nlm.nih.gov/pmc/articles/PMC3678459/

Raval-Pandya, M., Freedman, L. P., Li, H., & Christakos, S. (1998). El receptor de la hormona tiroidea no se heterodimeriza con el receptor de la vitamina D, sino que reprime la transactivación mediada por el receptor de la vitamina D. *Mol. Endocrinol., 12*(9), 1367-1379.

Rayman, M. P. (2000). La Importancia del Selenio en la Salud Humana, *356*(9225), 233-241.

Rayman, M. P. (2012). Selenio y Salud Humana. *Lancet, 379*(9822), 1256-1268.

Reuters Staff. (2010, February 12). *Tiroides poco activa vinculada a la exposición a plaguicidas*. Obtenido de Reuters: https://www.reuters.com/article/us-underactive-thyroid/underactive-thyroid-linked-to-pesticide-exposure-idUSTRE61B54U20100212

Richman, E. L., Carroll, P. R., & Chan, J. M. (2012). La ingesta de verduras y frutas después del diagnóstico y el riesgo de progresión del cáncer de próstata. *Int. J. Cáncer, 131*(1), 201-210.

Rogers, N. M., Kireta, S., & Coates, P. T. (2010). La curcumina induce la maduración de las células dendríticas que se encuentran en reposo y que expanden las células T reguladoras in vitro e in vivo. *Clin. Exp. Immunol., 162*(3), 460-473.

Rubio-Tapia, A., Kyle, R. A., Kaplan, E. L., Johnson, D. R., Page, W., Erdtmann, F.,. Murray, J. A. (2009). Aumento de la prevalencia y la mortalidad en la enfermedad celíaca no diagnosticada. *Gastroenterología, 137*(1), 88-93.

RX List Editor. (2018, Marzo 01). *Thyrolar (Liotrix): Efectos secundarios, interacciones, advertencias, dosis y usos*. Obtenido de RX List: https://www.rxlist.com/thyrolar-drug.htm#description

Saad, M. J., Morais, S. L., & Saad, S. T. (1991). Reducción de la secreción de cortisol en pacientes con deficiencia de hierro. *Ann. Nutr. Metab., 35*(2), 111-115.

Samsel, A., & Seneff, S. (2013). G Glifosato, vías para las enfermedades modernas II: Esprúe celíaco e intolerancia al gluten. *Interdiscip Toxicol, 6*(4), 159-184.

Saranac, L., Zivanovic, S., Bjelakovic, B., Stamenkovic, H., Novak, M., & Kamenov, B. (2011). ¿Por qué la tiroides es tan propensa a las enfermedades autoinmunes? *Horm Res Pediatr, 75*(3), 157-165.

Schomburg, L. (2016). El selenio dietético y la salud humana. *Nutrientes, 9*(1), 22. Obtenido de https://www.ncbi.nlm.nih.gov/pmc/articles/PMC5295066/

Seaborg, E. (2016, January 8). *Cuidado con la biotina*. Obtenido de Endocrine News: https://endocrinenews.endocrine.org/january-2016-thyroid-month-beware-of-biotin/

Sharp, R. (2012, Octubre 15). *Los americanos comen su peso en alimentos genéticamente modificados*. Obtenido de Environmental Working Group: https://www.ewg.org/agmag/2012/10/americans-eat-their-weight-genetically-engineered-food

Sheer, R., & Moss, D. (2011, Marzo 12). *¿Existen vínculos entre los plaguicidas y otros productos químicos con la enfermedad de la tiroides?* Obtenido de Scientific American: https://www.scientificamerican.com/article/pesticide-use-thyroid-disease/

Shehata, A., Schrodl, W., Aldin, A., Hafez, H., & Kruger, M. (2013). El efecto del glifosato sobre los posibles patógenos y los miembros beneficiosos de la microbiota de las aves de corral in vitro. *Curr. Microbiol., 66*(4), 350-358.

Shewry, P. R. (2009). Trigo. *J Exp Bot, 60*(6), 1537-1553. Obtenido de https://academic.oup.com/jxb/article/60/6/1537/517393

Shoba, G., Joy, D., Joseph, T., Majeed, M., Rajendran, R., & Srinivas, P. S. (1998). Influencia de la piperina en la farmacocinética de la curcumina en animales y voluntarios humanos. *Planta Med., 64*(4), 353-356.

Siddiqi, M. A., Laessig, R. H., & Reed, K. D. (2003). Éteres difenílicos polibromados (PBDEs): nuevos contaminantes - viejas enfermedades. *Clin Med Res, 1*(4), 281-290.

Sinha, R., Sinha, I., Calcagnotto, A., Trushin, N., Haley, J. S., Schell, T. D., & Richie, J. P. (2018). La suplementación oral con glutatión liposomal eleva las reservas corporales de glutatión y los marcadores de la función inmunológica. *Eur J Clin Nutr, 72*(1), 105-111.

Smith, J. (2018, Marzo 15). *Guía de compras de productos no modificados genéticamente.* Obtenido de la Guía de compras de productos no modificados genéticamente: http://www.nongmoshoppingguide.com/

Song, S., & Oka, T. (2003). Regulación de la expresión de la deiodinasa de tipo II por el EGF y el glucocorticoide en el epitelio mamario de un ratón HC11. *Am. J. Fisiol. Endocrinol. Metab., 284*(6), E1119-1124.

Souza, L. L., Nunes, M. O., Paula, G. S., Cordeiro, A., Penha-Pinto, V., Neto, J. F., Pazos-Moura, C. C. (2010). E Efectos del aceite de pescado dietético en la señalización de la hormona tiroidea en el hígado *J. Nutr. Bioquím., 21*(10), 935-940.

Spangnoli Gabardi, C. (2015, Diciembre). *Los peligros del glifosato: De la intolerancia a la glucosa al cáncer.* Obtenido de Eluxe Magazine: http://eluxemagazine.com/magazine/dangers-of-glyphosate/

Stansbury ND, J. (2016). A Modulación Suprarrenal y Tiroides con Medicina Botánica. Conferencia Regional de Medicina Restauradora de AARM (pp. 47-70). Vancouver: Asociación para el Avance de la Medicina Restauradora.

Starr, M. (2005). *Hipotiroidismo Tipo 2: La Epidemia.* Columbus: Mark Start Trust.

Steve Plogsted, P. (2018, 03 30). *Nueva lista de medicamentos sin gluten.* Obtenido de Gluten Free Drugs: http://www.glutenfreedrugs.com/newlist.htm

Sugawara, M., Kita, T., Lee, E. D., Takamatsu, J., Hagen, G. A., Kuma, K., & Medeiros-Neto, G. A. (1988). Deficiencia de superóxido dismutasa en el tejido endémico del bocio. *J. Clin. Endocrinol. Metab., 67*(6), 1156-1161.

Tagami, T., Park, Y., & Jameson, J. L. (1999). M Mecanismos que median la regulación negativa del gen de la hormona estimulante de la tiroides alfa por el receptor de la hormona tiroidea . *J. Biol. Quím., 274*(32), 22345-22353.

Takasu, N., Komiya, I., Asawa, T., Nagasawa, Y., & Yamada, T. (1990). Prueba de recuperación del hipotiroidismo durante la terapia de tiroxina en la tiroiditis de Hashimoto. *Lancet, 336*(8723), 1084-1086.

Turner, B. (2015, Julio 28). *¿Es el trigo americano diferente del europeo?* Obtenido de Howstuffworks: https://recipes.howstuffworks.com/is-american-wheat-different-than-european-wheat.htm

Administración de Alimentos y Medicamentos de los Estados Unidos. (2017, 1 de diciembre). Escasez y discontinuidad de drogas actuales y resueltas reportadas a la FDA. Obtenido de la Administración de Alimentos y Drogas de los Estados Unidos: https://www.accessdata.fda.gov/scripts/drugshortages/dsp_ActiveIn gredientDetails.cfm?AI=Liotrix%20(Thyrolar)%20Tablets&st=c&t ab=tabs-1

Vasiluk, L., Pinto, L. J., & Moore, M. M. (2005). Biodisponibilidad oral del glifosato: estudios con dos líneas celulares intestinales. *Quím.Toxicol Ambient., 24*(1), 153-160.

Vasquez, A. (2014). *Libro de texto de Nutrición Clínica y Medicina Funcional, vol. 1: Conocimientos esenciales para una acción segura y un tratamiento eficaz (Dominio de la Inflamación e Inflamología Funcional).* Barcelona: Colegio Internacional de Nutrición Humana y Medicina Funcional.

Vasquez, A. (2015). *El microbioma humano y la disbiosis en las enfermedades clínicas: Volumen 1: Partes 1 - 4.* Portland: Colegio Internacional de Nutrición Humana y Medicina Funcional..

Verloop, H., Dekkers, O. M., Peeters, R. P., Schoones, J. W., & Smit, J. W. (2014). La genética en la endocrinología: la variación genética en las deiodinasas: un examen sistemático de los posibles efectos clínicos en los seres humanos. *Eur. J. Endocrinol., 171*(3), R123-135.

Vierhapper, H., Grubeck-Loebenstein, B., Ferenci, P., Lochs, H., Bratusch-Marrain, P., & Waldhausl, W. (1981). Alteraciones del metabolismo de la tiroxina en la enfermedad de Crohn. *Hepatogastroenterología, 28*(1), 31-33.

Wahlstrom, B., & Blennow, G. (1978). Un estudio sobre el destino de la curcumina en la rata. *Acta Farmacol Toxicol (Copenh), 43*(2), 86-92.

Wajner, S. M., Goemann, I. M., Bueno, A. L., Larsen, P. R., & Maia, A. L. (2011). La IL-6 promueve el síndrome de enfermedad no tiroidea al bloquear la activación de la tiroxina mientras promueve la inactivación de la hormona tiroidea en las células humanas. *J. Clin. Invest., 121*(5), 1834-1845.

Wajner, S. M., Rohenkohl, H. C., Serrano, T., & Maia, A. L. (2015). La suplementación con selenito de sodio no restaura completamente la disfunción de la deiodinasa inducida por el estrés oxidativo: para el síndrome de enfermedad no tiroidea. *Redox Biol, 6*, 436-445.

Water, J. V., Ishibashi, H., Coppel, R. L., & Gershwin, M. E. (2001). Mimetismo molecular y cirrosis biliar primaria: Premisas no promesas. *Hepatología, 33*(4), 771-775. Obtenido de https://aasldpubs.onlinelibrary.wiley.com/doi/abs/10.1053/jhep.200 1.23902

Weiss, R. E., Dumitrescu, A., & Refetoff, S. (2010). Aproximación al paciente con resistencia a la hormona tiroidea y al embarazo. *J Clin Endocrinol Metab, 95*(7), 3094-3102. Obtenido de https://www.ncbi.nlm.nih.gov/pmc/articles/PMC2928892/

Wentz, I. (2013). *Tiroiditis de Hashimoto: Intervenciones de estilo de vida para encontrar y tratar la causa raíz.* Chicago: Wentz, LLC.

Wilson, D. (2013, Marzo 28). *El guggul es una hierba que apoya la salud de la tiroides.* Obtenido de Wilson's Tempurature Syndrome: http://www.wilsonssyndrome.com/guggul-is-an-herb-that-supports-thyroid-health/

Wilson, D. (2016). Sub Laboratorio de Hipotiroidismo y su uso empírico de T3. *Conferencia Regional de Medicina Restaurativa de AARM* (pp. 26-33). Vancouver: Asociación para el Avance de la Medicina Restaurativa.

Wilson, J. L. (2001). *Fatiga Suprarrenal: El Síndrome de Estrés del Siglo XXI.* Seattle: Smart Publications.

Zava, T. T., & Zava, D. T. (2011). Evaluación de la ingesta de yodo en el Japón basada en el consumo de algas marinas en ese país: Un análisis basado en la literatura.. *Investigación de Tiroides, 4*, 14. Obtenido de https://doi.org/10.1186/1756-6614-4-14

Zdilla, M. J., Starkey, L. D., & Saling, J. R. (2015). Una escala analógica visual de intensidad gustativa: Un protocolo mejorado de prueba de sabor a Zinc. *Integr Med (Encinitas), 14*(2), 34-38. Obtenido de https://www.ncbi.nlm.nih.gov/pmc/articles/PMC4566477/

Zhu, L., Bai, X., Teng, W.-p., Shan, Z.-y., Wang, W.-w., Fan, C.-l., . . . Zhang, H.-m. (2012). Efectos de la suplementación de selenio en los anticuerpos de la tiroiditis autoinmune. *Zhonghua Yi Xue Za Zhi, 92*(32), 2256-2260.

Zimmermann, M. (2007). Interactions of Vitamin Aand Iodine Deficiencies: Efectos en el eje hipófiso-tiroideo. *Revista internacional de investigación sobre vitaminas y nutrición, 77*(3), 236-240. Obtenido de https://econtent.hogrefe.com/doi/abs/10.1024/0300-9831.77.3.236

Zimmermann, M. B. (2009). Deficiencia de Yodo. *Endocr. Rev., 30*(4), 376-408.

Zimmermann, M. B., Wegmeller, R., Zeder, C., Chaouki, N., & Torresani, T. (2004). Los efectos de la deficiencia de vitamina A y el suplemento de vitamina A en la función tiroidea de los niños con bocio. *J Clin Endocrinol Metab, 89*(11), 5441-5447. Obtenido de https://academic.oup.com/jcem/article/89/11/5441/2844339

Zimmermann, M., & Kohrle, J. (2002). Impacto de las carencias de hierro y selenio en el metabolismo del yodo y la tiroides: bioquímica y pertinencia para la salud pública. *Tiroides, 12*(10), 867-878.